farsi un'**idea**

129.

I lettori che desiderano informarsi
sui libri e sull'insieme delle attività della
Società editrice il Mulino
possono consultare il sito Internet:

**www.mulino.it**

*Ottavio Bosello* *Massimo Cuzzolaro*

# OBESITÀ E SOVRAPPESO

il Mulino

ISBN 88-15-10985-4

# *Indice*

# *Introduzione*

Il numero di esseri umani che abitano la terra è raddoppiato due volte nel corso del ventesimo secolo: siamo il quadruplo della popolazione del mondo agli inizi del Novecento (1.587.000.000 nel 1904; 2.482.000.000 nel 1952; 6.226.000.000 nel 2004). Di fronte a questa crescita demografica vorticosa si è temuto a lungo che le risorse alimentari del pianeta sarebbero state insufficienti e sono state previste carestie spaventose ovunque.

A partire dalla fine della seconda guerra mondiale l'imperativo è stato: vincere la fame. Quindi: produrre quanto più possibile al minor costo. Grandi istituti internazionali sono stati creati a questo scopo; per esempio la Fao (Food and agriculture organization), l'organizzazione delle Nazioni unite per l'alimentazione e l'agricoltura. Quello che oggi chiamiamo cibo-spazzatura, ipercalorico, appetitoso e a basso costo – *junk food* (*fish and chips*, *hamburger and chips*, *fried chicken and chips*, pizza *supreme*, ecc.) contro il quale si raccomanda il cibo sano o *healthy food* (ortaggi, cereali, legumi, frutta, pesce, oli vegetali, ecc.) – è nato per alimentare a sufficienza le fasce povere della popolazione nordamericana. Per inciso: una sola porzione di questi alimenti contiene in media metà del fabbisogno giornaliero di grassi e più o meno tutti i venti grammi di grassi saturi (quelli solidi, provenienti dagli animali) che rappresentano il limite consigliato per la dieta di ogni giorno. Un australiano, per non parlare sempre degli americani, consuma in media più di 40 grammi al giorno di grassi saturi!

La battaglia è stata efficace, anche se 850 milioni di individui patiscono ancora la fame, si ammalano e muoiono per carenze alimentari e popolazioni intere, soprattutto africane, sono flagellate da carestie ricorrenti. Ma è un problema di sperequazione, non di limiti produttivi: nel 2000 la Fao ha dichiarato, nel suo rapporto mondiale sull'alimentazione e l'agricoltura, che «la produzione mondiale attuale è più che sufficiente a nutrire adeguatamente sei miliardi di esseri umani».

L'altra faccia dello squilibrio è la sovrabbondanza, l'iperconsumo.

Gran parte del pianeta è invaso da un eccesso di calorie e l'obesità affligge i nostri giorni. In molti paesi industrializzati la sua diffusione ha superato la soglia del 15% della popolazione, il limite critico al di là del quale – secondo l'Organizzazione mondiale della sanità – un fenomeno patologico deve essere definito epidemico e impone interventi immediati. E in non pochi paesi di sviluppo recente, in transizione o ancora in via di sviluppo, l'aumento del peso corporeo è già motivo di preoccupazione per la salute pubblica.

Non ci si accorge sempre in tempo del fatto che i problemi sono ormai due. Nel giugno 2003 il presidente brasiliano Lula da Silva adottò per il suo programma di governo lo slogan riduttivo «Fame zero»; ma alla fine del 2004 l'Istituto statistico di quello stesso paese denunciava il fatto che quaranta milioni di brasiliani sono sovrappeso o obesi (il 40% della popolazione), che per una donna malnutrita ce ne sono otto in eccesso ponderale e che tra gli uomini il rapporto diventa uno a quindici.

La popolazione della terra è aumentata enormemente di numero. Ed è molto aumentato il suo peso: non ci sono mai stati tanti individui obesi come negli ultimi anni, in numero assoluto e in percentuale.

Una metafora visionaria potrebbe evocare Pudong, il quartiere nuovo di Shanghai, costruito in meno di dieci anni a partire dal 1992, sulla riva destra dello Huangpu, tra il fiume e il mar della Cina. Si dice che il suolo di Pudong sprofondi di un centimetro e mezzo all'anno da quando i campi e gli alberi che lo coprivano sono stati sostituiti, a velocità vertiginosa, da una foresta di grattacieli, sempre più numerosi, più alti e pesanti.

Siamo tanti. Siamo grassi. E siamo bombardati dall'invito a mangiare e a bere sempre di più e, insieme, dalla prescrizione di dimagrire sempre di più.

Come Tantalo, l'obeso dei nostri tempi è torturato dalle diete a fronte di un'offerta continua di cibi gustosi a buon mercato. E come Sisifo, quando con enormi sforzi crede di aver finalmente raggiunto la meta di un certo dimagrimento vede la sua pietra scivolare a valle e non gli resta che ripetere, all'infinito, lo stesso tentativo.

Sovrappeso e obesità incidono in modo grave sulla salute fisica e mentale di molte persone e insieme all'invecchiamento delle popolazioni contribuiscono a rendere sempre più gravosi i bilanci sanitari: gli ultimi dati del Center for disease control and prevention (Cdc) di Atlanta dicono che l'obesità sta superando il fumo quale primo fattore di rischio prevenibile di mortalità.

Nei calcoli economici sulle perdite dovute a un peso corporeo eccessivo si distinguono in genere costi diretti, indiretti e personali. I primi comprendono i costi medici legati a ricoveri ospedalieri, procedure diagnostiche e cure del sovrappeso-obesità e delle malattie correlate. Nella maggior parte dei paesi sono compresi fra l'1 e il 7% della spesa sanitaria totale: 5,7-7% negli Stati Uniti, 2,4% in Canada, 2,5% in Nuova Zelanda, 2-3,5% in Europa. Negli Stati Uniti (quasi 300 milioni di abitanti) si è calcolato che i costi diretti delle spese mediche dovute all'obesità e alle malattie conseguenti hanno raggiunto i 120 milioni di dollari l'anno.

In Europa, i costi attuali per il solo diabete di tipo 2 (malattia fortemente collegata all'obesità) sono pari a quindici miliardi di euro l'anno e l'8% della spesa sanitaria complessiva dell'Unione Europea è dovuto alle complicanze mediche del diabete. In Italia sembra che i costi diretti dell'obesità superino i 20 miliardi di euro ogni anno, destinati per più del 60% a ricoveri ospedalieri per malattie correlate all'obesità.

I costi indiretti sono quelli dovuti a diminuzione di produttività per malattie, invalidità o morte prematura. I costi personali, infine, sono quelli conseguenti allo stigma sociale che colpisce gli individui obesi e che, in un circolo vizioso, tende a compromettere la loro stima di sé, la conquista di posizioni sociali prestigiose e, quindi, il loro reddito. Dei costi personali fanno parte anche la maggiore entità dei premi richiesti dai contratti d'assicurazione per le malattie e per la vita e le enormi somme di denaro spese individualmente per prodotti ritenuti dimagranti e per programmi commerciali diretti a far perdere peso.

Ancora una considerazione preliminare. L'obesità non è un problema estetico: fa ammalare e uccide. Ma una certa medicalizzazione sistematica e grossolana dell'obesità è stata – e continua a essere – corresponsabile della disorganizzazione del comportamento alimentare e dell'equilibrio psichico delle persone obese. Fa perdere ogni spontaneità al gesto alimentare, offre argomenti sanitari all'idolatria indiscriminata della magrezza – versione massificata dell'ideale di bellezza – ed esagera l'importanza del peso per il destino personale, invece di ricondurlo al suo valore relativo. Pianifica una moralizzazione-normalizzazione dell'individuo che ha ben poco di scientifico.

Tentare d'imporre un modello medico elementare di malattia incapace di tener conto della pluralità e della diversità di fattori che intervengono nella genesi del sovrappeso e nel suo decorso ha solo aggravato il fenomeno e ha contribuito non poco allo stigma sociale che perseguita l'individuo grasso. Prescrivere semplicemente una dieta restrittiva a una persona sovrappeso, scriveva Jules Hirsch qualche anno fa, è l'equivalente dell'antica ricetta di bastonare i matti per farli rinsavire.

Il sovrappeso-obesità è una condizione che tende forse più di altre a nascondere dietro la materialità esuberante e l'apparente uniformità caratteri complessi ed eterogenei, ancorati profondamente alla soggettività di ciascuno. Le prescrizioni mediche come quelle estetiche finiscono per ridurre il soggetto obeso a un corpo-oggetto obeso. E l'individuo stesso – nella cieca costruzione prima e poi nei ciechi tentativi di cura della sua obesità – partecipa in pieno a un'opera di appiattimento dei desideri sui bisogni e di sterminio delle particolarità. Abitanti del villaggio globale, sudditi eccitati e storditi dell'impero mediatico, nel rapporto con l'atto di nutrirci, noi esseri umani tendiamo a prendere sempre più spesso le vie, divergenti solo in apparenza, dell'obesità e delle anoressie-bulimie.

A Darmstadt, in Germania, nell'Hessisches Landesmuseum, è possibile vedere una sedia di legno con un enorme blocco di grasso deposto sul piano di seduta.

È un'opera del 1963 e il suo autore, l'artista tedesco Joseph Beuys, le diede il semplice titolo *Stuhl mit Fett*, *Sedia con grasso*. Nei suoi lavori la corporeità è un nucleo essenziale e tra i materiali delle sue opere figurano, per fare qualche esempio, salsicce verniciate con pittura marrone, una cassa di latta piena di sego con dentro un termometro, l'impronta di una dentiera in un blocco di grasso. «Mi nutro sciupando energia», Beuys diceva di sé con metafora metabolica e vagamente anoressica.

Non ci sembra di tradire troppo l'arte concettuale di Beuys se pieghiamo per un momento l'immagine sconcertante della *Sedia con grasso* a icona d'apertura del nostro libro. Non tanto nel senso di un'allusione diretta – sarebbe piuttosto banale – alla sedentarietà e all'iperconsumo di grassi che rendono grasso l'uomo contemporaneo, quanto piuttosto in quello di un'evocazione degli aspetti misteriosi dell'obesità, rintanati in un eccesso di materia, insieme elementare e inespugnabile.

Affrontare l'epidemia globale del sovrappeso che non ha più frontiere geografiche, colpisce uomini e donne, bambini e anziani, è un problema insieme economico, politico, medico-biologico, psicologico e sociale. Sarà indispensabile costruire una medicina nuova dell'obesità, capace di tener conto di aspetti e dimensioni diverse. È l'obiettivo al quale dedichiamo da molti anni il nostro lavoro e che ha ispirato questo breve libro, scritto insieme, mescolando esperienze e competenze, con l'aiuto discreto e prezioso di Alessia Graziano della Società editrice il Mulino.

# 1. *Che vuol dire obesità?*

## *«Globesity»: una pandemia esplosiva*

Il neologismo *globesity*, miscela di *global* e *obesity*, è comparso per la prima volta nel febbraio del 2001, in un rapporto dell'Oms. Si riferiva alla grave minaccia per la salute pubblica – e quindi per le economie sanitarie nazionali – causata dall'eccessivo aumento del peso corporeo degli esseri umani in tutto il mondo.

Il sovrappeso è, a giudizio di molti, un problema molto più grave del fumo. Tanto più che investe l'infanzia e l'adolescenza in misura sempre maggiore provocando, per fare un solo esempio, casi precoci di diabete di tipo 2, malattia un tempo sconosciuta in età pediatrica.

All'inizio del XXI secolo si può affermare che la prevalenza (casi già in atto) e l'incidenza (casi nuovi per anno) dell'obesità hanno assunto le caratteristiche di un'epidemia esplosiva, in rapida espansione in tutte le età della vita e forse in tutti i paesi del mondo.

Il progetto Monica (Monitoring of trends and determinants in cardiovascular diseases study), realizzato dall'Oms, ha contribuito a fornire dati attendibili che si aggiungono alle informazioni raccolte dai numerosi studi condotti a livello nazionale.

Si può dire, in sintesi, che negli ultimi vent'anni sia il peso corporeo medio della popolazione adulta sia la prevalenza dei casi di sovrappeso-obesità sono notevolmente aumentati in tutti i paesi dell'Europa occidentale, negli Stati Uniti, in Australia e in Cina.

Nelle società più ricche, l'eccesso di peso è più diffuso negli strati socioeconomici più bassi e in età più avanzate. La presenza percentuale più elevata di casi di obesità si osserva probabilmente nella fascia d'età compresa fra i 50 e i 60 anni e rimane elevata anche oltre gli 80. Il fenomeno è spiegato dalla storia naturale dell'obesità – che tende ad aumentare man mano che s'invecchia – e dal prolungamento della durata media della vita.

Entriamo in qualche dettaglio per singole nazioni. È ben noto che i dati provenienti dagli Stati Uniti d'America indicano percentuali impressionanti di eccesso di peso. Più del 70% dei maschi adulti sono sovrappeso od obesi, con picchi oltre i 50 anni d'età; fra i 50 e i 60 anni, una donna su tre è obesa. I gruppi etnici concentrati nelle classi socioeconomiche più povere presentano le frequenze più elevate: tra gli ispano-americani ultraquarantenni, per esempio, l'80% è sovrappeso od obeso e così più della metà delle donne afroamericane. I bambini (tra i 6 e gli 11 anni) e gli adolescenti (tra i 12 e i 18 anni) sono obesi in più del 15% dei casi.

E l'Italia? In Italia la prevalenza dell'obesità nella popolazione adulta si aggira intorno al 10% (più o meno come in Francia e in Svizzera). Varia a seconda delle regioni: è più elevata nel sud (in particolare, per esempio, in Campania) e nelle isole rispetto al centro e al nord; nel nord-est rispetto al nord-ovest (tab. 1).

TAB. 1. *Sovrappeso e obesità in Italia per aree geografiche (età adulta; valori percentuali)*

| | Nord-est | Nord-ovest | Centro | Sud |
|---|---|---|---|---|
| | | *Maschi* | | |
| Sovrappeso | 44 | 40 | 46 | 47 |
| Obesità | 8 | 7 | 8 | 10 |
| | | *Femmine* | | |
| Sovrappeso | 30 | 25 | 32 | 34 |
| Obesità | 7 | 7 | 7 | 11 |

L'obesità in Italia sembra dunque meno frequente rispetto a paesi come il Regno Unito e l'Australia (dove colpisce più del 20% degli adulti) e gli Stati Uniti (dove l'obesità riguarda più o meno il 30% della popolazione adulta). Se consideriamo, però, che la prevalenza del sovrappeso nel nostro paese si avvicina in media al 40% dobbiamo concludere che l'eccesso ponderale, preso nel suo insieme, investe circa la metà della popolazione italiana adulta (chiariremo nel prossimo paragrafo i criteri di distinzione fra obesità e sovrappeso). Inoltre, l'obesità infantile è probabilmente più diffusa da noi che negli stessi Stati Uniti. È un dato inquietante. L'età evolutiva è un periodo di speciale importanza. I primi cinque anni di vita sono decisivi per lo sviluppo del tessuto adiposo e per il rischio di obesità: secondo alcuni studi, la metà dei bambini sovrappeso a 5 anni lo sarà anche in età adulta e lo stesso esito capita a due adolescenti sovrappeso su tre. La prevalenza e la gravità dell'obesità in età infantile e adolescenziale è tale che, in diverse nazioni, vi sono oggi più ragazzi sotto i 20 anni con diabete di tipo 2 (insulino-indipendente, collegato all'obesità) che con diabete di tipo 1 (quello che un tempo si chiamava diabete magro o giovanile o insulino-dipendente). Una nota a margine. L'allattamento prolungato (per esempio 6 mesi) del neonato con latte materno è considerato da molti un fattore di protezione dal sovrappeso e dall'obesità. Uno studio recente (2006) pubblicato dall'autorevole «American Journal of Clinical Nutrition» ha messo in dubbio, però, questa tesi.

L'aspetto epidemiologico che colpisce di più è il *trend* secolare osservato in paesi diversi e distanti: la linea di tendenza indica quasi ovunque una diffusione esplosiva del fenomeno sovrappeso-obesità. Aumenti drammatici della frequenza dei casi di eccesso ponderale sono stati osservati, in particolare, nei venti anni che vanno dal 1980 al 2000.

Proviamo ad illustrare questa affermazione con qualche numero tratto da studi svolti in zone disparate del mondo. Negli Stati Uniti, negli ultimi venticinque anni, la prevalenza della sola obesità è più che raddoppiata e in soli cinque anni, gli ultimi del secolo scorso, è cresciuta dal 23 al 30%. In questo stesso breve periodo (1995-2000) la grande obesità – obesità di grado III, vedi paragrafo seguente – è passata dal 2,9 al 4,7% dell'intera popolazione. In Australia, dal 1985 al 1997, la prevalenza di sovrappeso e obesità associati è raddoppiata e la prevalenza della sola obesità, nello stesso periodo, è triplicata.

La maggior parte dei paesi europei non è da meno. L'aumento più allarmante è stato rilevato in Gran Bretagna, dove la frequenza è raddoppiata rispetto al 1980. Ora quasi i due terzi degli uomini adulti e oltre la metà delle donne adulte del Regno Unito sono sovrappeso od obesi. Sempre in Inghilterra, tra il 1995 e il 2002, l'obesità è raddoppiata tra i ragazzi: ora un ragazzo su cinque e una ragazza su quattro sono sovrappeso od obesi. Nei maschi finlandesi la prevalenza dell'obesità è raddoppiata – dal 10 al 20% – dal 1972 al 1997.

In Olanda, dal 1980 al 1998, la prevalenza dell'obesità è passata dal 6 al 17,5% nei maschi e dall'8 al 22% nelle femmine. Tra gli adolescenti danesi, in mezzo secolo, dal 1955 al 2003, la frequenza dell'obesità è salita dallo 0,1 al 6,8%. Uno studio svedese su soldati di leva di età intorno ai 18 anni ha confrontato l'indice di massa corporea osservato in media nel 1971 con quello riscontrato nel 1995: la prevalenza dell'obesità è apparsa quadruplicata.

Nei paesi industrializzati, dunque, l'obesità è un fenomeno di proporzioni epidemiche, con poche eccezioni. In Giappone e in Corea la frequenza è ancora inferiore al 5%, ma è in crescita: la prevalenza dell'obesità fra i maschi giapponesi risulta oggi raddoppiata rispetto al 1982.

Quanto ai paesi di sviluppo recente, in transizione o ancora in via di sviluppo, i valori di prevalenza del sovrappeso-obesità non sono ancora, in genere, così elevati. La tendenza quasi universale all'aumento dei casi di obesità, tuttavia, è anche per quelle nazioni un motivo emergente di preoccupazione per la salute pubblica. In Ghana, per esempio, il numero dei soggetti sovrappeso od obesi è ormai molto vicino a quello degli individui sottopeso per denutrizione. In Brasile l'obesità è aumentata molto negli ultimi dieci anni, soprattutto nelle classi povere. Nei paesi del Medio Oriente e dei Caraibi l'obesità è diffusa, specialmente fra le donne. In Cina la prevalenza dell'obesità è in drammatico aumento, in particolare nelle aree urbane. Le società della Micronesia e della Polinesia apprezzano per antica tradizione l'obesità come segno di ricchezza e di *status* elevato. Una certa prevalenza di soggetti obesi è sempre esistita, ma è aumentata enormemente negli ultimi venti anni: nel 1991, nelle aree urbane dell'arcipelago delle Samoa Occidentali, tre uomini su quattro erano obesi. E negli stessi anni, in un altro arcipelago dell'Oceano Pacifico meridionale, le isole Tonga, i bambini in età scolare sono risultati obesi nel 23% dei casi.

Ma cosa si intende quando si dice *obesità*?

## *Definizione e classificazione*

L'obesità è una condizione morbosa definita su base morfologica, anatomica: eccesso di peso corporeo per eccesso di massa grassa. Quest'ultima specificazione è necessaria: il peso corporeo può essere superiore ai limiti normali anche per eccesso di massa magra, muscolare, come accade nei culturisti (*body builders*) che possono essere sovrappeso e avere una percentuale di massa grassa inferiore al 10%. Il peso corporeo, dunque, è un indicatore del grasso corporeo ma approssimativo e impreciso, soprattutto negli atleti.

Il corpo umano è fatto di acqua, grassi, proteine, carboidrati, vitamine, minerali che compongono una grande varietà di tessuti e di organi. La massa grassa è il tessuto adiposo; la massa magra comprende ossa, muscoli, organi. Tutti abbiamo – e dobbiamo avere – una certa quantità di tessuto adiposo nei nostri corpi. Qual è il rapporto percentuale fra massa magra e massa grassa nella composizione di un corpo sano? In media, il grasso corporeo si aggira intorno al 15-18% in un uomo adulto e al 22-25% in una donna adulta.

Il tessuto adiposo non è un semplice deposito, una riserva energetica; è un complesso e raffinato organo endocrino che attraverso la produzione e l'immissione nel circolo sanguigno di numerose molecole interviene in modo attivo ed essenziale nel funzionamento dell'organismo. Per esempio, la massa grassa deve essere pari ad almeno il 17% perché in una ragazza adolescente compaia il menarca, il primo ciclo mestruale della vita. In seguito, se la componente adiposa scende al di sotto del 15% il ciclo mestruale di solito s'interrompe. Si ritiene che il livello critico di leptina nel sangue sia 1,85 ng/ml (ng = nanogrammi, miliardesimi di grammo): al di sotto s'interrompono le mestruazioni. La leptina è la proteina prodotta dal tessuto adiposo che segnala al cervello la quantità di riserve di grasso presenti nell'organismo: meno grasso, meno leptina nel sangue.

Quando il tessuto adiposo diventa eccessivo il risultato è l'obesità, condizione sempre più diffusa nella specie umana e che ha ormai ricevuto la qualifica esplicita di malattia.

Soffermiamoci per qualche istante sulla parola. «Obesità» è un termine usato sia nel linguaggio medico-scientifico che in quello comune. Deriva dalle parole latine *obesitas* e *obesus* che figurano anch'esse tanto negli scritti medici di Aulo Cornelio Celso quanto in quelli storico-biografici di Gaio Svetonio Tranquillo. L'etimologia rimanda a un vocabolo latino che contiene già in sé il più comune tentativo di spiegazione del fenomeno: [grasso] a causa (*ob-*) di ciò che è stato mangiato (*-esum*, participio passato del verbo *edere*, mangiare). Spiegazione che porta con sé, fatalmente, un alone di responsabilità personale e di colpa.

«Venter obesissimus», ventre grassissimo, scriveva Plinio il Vecchio e usava il termine al superlativo con uno spirito che possiamo immaginare naturalistico, descrittivo. Ma l'uso figurato che ne faceva il poeta Orazio attraverso un'espressione come «iuvenis naris obesae» (un giovane di naso non fine, ottuso), mostrava già uno slittamento dispregiativo.

Lo stigma sociale dell'obesità comincia da lontano. Torniamo ai nostri tempi. Qual è il grado di eccesso di adipe a partire dal quale si parla di obesità? In medicina vi sono numerose condizioni nelle quali il giudizio di malattia è fondato sul riscontro della deviazione di certe variabili biologiche da valori considerati sani. La diagnosi utilizza allora limiti convenzionali di normalità (*cut-off*), fissati da organismi scientifici internazionali e periodicamente rivisti sulla base dei dati epidemiologici e clinici via via raccolti. È il caso, per esempio, dell'ipertensione arteriosa per la quale la diagnosi è legata all'innalzamento dei valori di pressione sistolica e diastolica al di là di 140/90 mm Hg (millimetri di mercurio) (per i diabetici 130/80).

È il caso del diabete, per il quale la diagnosi può essere posta solo se la glicemia a digiuno supera certi livelli: fino al 1999 l'Oms indicava 140 mg/dl, poi il livello è stato abbassato a 126 mg/dl perché si è visto che già a questi valori si possono sviluppare complicanze.

Ed è il caso dell'obesità, la cui diagnosi è fondata sul riscontro di un eccesso di massa grassa giudicato nocivo per la salute. Per inciso, abbiamo portato come illustrazioni di questo metodo diagnostico tre malattie – obesità, ipertensione e diabete – che, come vedremo in seguito, sono strettamente legate fra loro.

Bene: dove conviene far passare la linea di confine tra normalità e obesità? Per quanto impreciso, come abbiamo già visto, possiamo usare il peso corporeo come parametro? Dal momento che il peso del corpo cresce con l'altezza dell'individuo, già nell'Ottocento l'astronomo e statistico belga Lambert-Adolphe-Jacques Quételet (1796-1874) propose di servirsi del rapporto peso/altezza come misura più significativa del semplice peso. In seguito, per ragioni statistiche, si è convenuto di usare il quadrato dell'altezza. È nato così l'indice di massa corporea o indice di Quételet (Imc, in inglese *body mass index*, Bmi), ormai universalmente accettato come buon indicatore della corpulenza di un individuo adulto.

Il valore dell'Imc si calcola dunque dividendo il peso in kg per il quadrato dell'altezza in metri: Imc = $kg/m^2$. A questo punto, la nostra domanda diventa: qual è il valore di Imc in corrispondenza del quale sembra plausibile far passare la linea di confine tra normalità e obesità?

La storia è lunga e controversa. Nella seconda metà del XX secolo si sono succeduti diversi obiettivi ponderali (*weight goals*) ai quali corrisponderebbe il miglior stato di salute. Prima ancora di citarli, ricordiamo che proprio dall'applicazione fondamentalista di quei pesi medi ideali proposti via via dalla comunità scientifica sono derivati tanti errori e insuccessi clinici nella cura dell'obesità.

Nel 1959, le tabelle dei pesi e delle altezze degli uomini e delle donne, elaborate dalle Metropolitan life insurance companies (Mlic) e desunte dal grandioso *Body and build study* (oltre quattro milioni di soggetti studiati dalle venticinque maggiori compagnie di assicurazione americane), hanno proposto come peso ideale quello corrispondente a valori di Imc compresi tra 21 e 22. Per peso ideale si intendeva il peso corporeo correlato statisticamente all'aspettativa di vita più lunga. Nel 1979, le Mlic hanno aggiornato le loro tabelle. I valori di Imc ai quali corrispondeva statisticamente la maggior aspettativa di vita sono risultati quelli compresi fra 22 e 24. Il lieve aumento, a distanza di vent'anni, può essere attribuito alle diverse condizioni ambientali e di vita che si andavano configurando, negli Stati Uniti e in gran parte del mondo occidentale, dopo la seconda guerra mondiale.

Nel 1990, una Commissione del governo degli Stati Uniti ha elencato alcuni principi generali intorno al peso corporeo ottimale e ha giudicato accettabile, dopo i 35 anni d'età, un moderato aumento. Un anno dopo, la National academy of sciences, sempre negli Stati Uniti, ha pubblicato un nuovo rapporto che contraddiceva clamorosamente quello della Commissione del governo e sosteneva che, anche dopo i 50 anni, è bene che il peso non aumenti; sarebbe preferibile, piuttosto, una leggera diminuzione. Sempre nel 1991, la Consensus conference italiana sovrappeso, obesità e salute ha esaminato i risultati delle maggiori ricerche epidemiologiche di tipo prospettico sulle associazioni statistiche peso-salute-sopravvivenza e ha proposto come intervallo ottimale di valori di Imc quello compreso fra 20 e 25.

I limiti indicati dall'Oms sono analoghi, con una differenza nel valore minimo (18,5 anziché 20). L'Oms ha proposto anche una classificazione degli stati ponderali basata sui valori di Imc e largamente accettata (tab. 2).

Questa classificazione soffre, però, di alcuni limiti importanti.

L'indice di massa corporea è un indicatore abbastanza affidabile del grasso corporeo negli adulti, dai 18 anni in poi, ma non nei bambini né negli adolescenti. Inoltre, anche in età adulta, l'Imc porta a sovrastimare il grasso corporeo negli individui con una muscolatura molto sviluppata e a sottostimarlo, al contrario, nei soggetti poco muscolosi (ad esempio negli anziani). In terzo luogo, i limiti indicati dalla tabella 2 vanno modificati per certi gruppi etnici. Infine, oltre alla quantità complessiva del grasso corporeo conta molto, ai fini del rischio di malattie, la sua localizzazione.

Per una corretta valutazione dei pericoli per la salute correlati al peso, oltre al valore di Imc, devono essere considerati dunque almeno altri tre aspetti: la distribuzione regionale del tessuto adiposo, la provenienza etnica del paziente e l'età.

TAB. 2. *Classificazione degli stati ponderali secondo l'Oms*

| Classificazione | Imc | Rischi per la salute |
|---|---|---|
| Sottopeso | < 18,5 | Aumentati in funzione della malnutrizione |
| *Range* normale | 18,5-24,9 | Nella media |
| Sovrappeso | 25-29,9 | + |
| Obesità classe I | 30-34,9 | ++ |
| Obesità classe II | 35-39,9 | +++ |
| Obesità classe III | ≥ 40 | ++++ |

*L'indice di massa corporea non è sufficiente*

Negli anni Trenta del Novecento studiosi come Ernst Kretschmer e Enrico Greppi avevano già rilevato che una struttura corporea di tipo mascolino è a maggior rischio di diabete, ipercolesterolemia, ipertensione, gotta, arteriosclerosi e ictus.

Alcuni anni più tardi, in un articolo pionieristico e ormai celebre dal titolo *La différenciation sexuelle, facteur déterminant des formes de l'obesité*, comparso su «La presse médicale» del 1947, il medico francese Jean Vague distinse due forme di obesità – androide (a mela) e ginoide (a pera) – e collegò la distribuzione androide del grasso corporeo a una maggiore probabilità di complicanze metaboliche e cardiovascolari.

Oggi sappiamo con certezza che, a parità di Imc, una localizzazione del grasso corporeo di tipo viscerale, centrale (soprattutto addominale) si associa a maggior rischio di malattie e di morte rispetto a una localizzazione di tipo sottocutaneo, periferico (concentrata nelle regioni delle anche, delle cosce e dei glutei).

Come si valuta la localizzazione del grasso corporeo? I metodi più diretti e precisi per determinare la distribuzione regionale del grasso corporeo e in particolare del grasso viscerale sono la tomografia assiale computerizzata (Tac) e la risonanza magnetica nucleare (Rmn). Si tratta di procedure complesse e costose, usate soprattutto per scopi di ricerca ma non applicabili nella pratica clinica corrente.

Indicatori antropometrici indiretti del grasso corporeo, semplici e molto utili, sono le circonferenze corporee, in particolare quella della vita, misurata subito sopra l'ombelico, e quella dei fianchi, misurata alle anche.

L'uso del rapporto tra circonferenza della vita e circonferenza dei fianchi è stato suggerito fin dagli anni Ottanta del Novecento. È stato ripetutamente raccomandato, per esempio anche dalle *Dietary guidelines for the americans*, un'importante pubblicazione del Department of health and human services

(Hhs) e del Department of agriculture (Usda) degli Stati Uniti, aggiornata ogni cinque anni: la prima edizione risale al 1980, l'ultima al 12 gennaio 2005. Il rapporto tra circonferenza della vita e circonferenza dei fianchi (*waist to hip ratio*) non dovrebbe superare 0,95 nell'uomo e 0,80 nella donna.

È stato ampiamente dimostrato, però, che la misura della sola circonferenza della vita e il rapporto tra la circonferenza della vita e quella dei fianchi sono due indici sostanzialmente equivalenti: sono correlati in modo sovrapponibile con i fattori di rischio per malattie cardiovascolari (ad esempio ipertensione arteriosa, iperglicemia, dislipidemia).

In virtù della sua maggiore semplicità e forse perfino di una maggiore accuratezza, la misura della circonferenza della vita è considerata oggi l'indicatore antropometrico di scelta del grasso viscerale. Dovrebbe essere introdotta come esame clinico di routine nel corso di una visita medica.

Quali sono i limiti normali della circonferenza della vita? Negli ultimi anni varie istituzioni e gruppi di esperti hanno sostenuto che, in un adulto, i pericoli per la salute aumentano notevolmente quando la circonferenza della vita supera i 102 centimetri nei maschi e gli 88 nelle femmine.

Secondo altri studi però questi punti di *cut-off* sono eccessivi e valori più bassi di circonferenza della vita si associano già a un eccesso di grasso viscerale e, quindi, a un aumento della probabilità di avere uno o più fattori di rischio per malattie cardiovascolari, anche quando l'indice di massa corporea è nella norma (Imc < 25; tab. 3).

Sul piano medico, dunque, la diagnosi di obesità viscerale è più importante di quella di obesità in senso assoluto. Un clinico attento dovrebbe sia calcolare il valore di Imc sia misurare la circonferenza della vita: quando quest'ultimo valore supera i 94 centimetri in un uomo o gli 80 in una donna dovrebbe far diagnosi di obesità viscerale comunque, in modo indipendente dai valori di Imc.

TAB. 3. *Circonferenza della vita e rischio cardiovascolare*

| Grado di rischio | Donne (cm) | Uomini (cm) |
|---|---|---|
| Normale | < 80 | < 94 |
| Moderato | 80-87 | 94-101 |
| Elevato | 88-110 | 102-120 |
| Molto elevato | > 110 | > 120 |

Per quanto riguarda le differenze etniche, si è notato che rispetto alle popolazioni caucasiche quelle orientali hanno percentuali maggiori di grasso corporeo a parità di Imc. Il fenomeno è legato al diverso rapporto tronco/arti inferiori e abbassa, per quelle popolazioni, i valori limite di Imc indicati dall'Oms e da noi riportati nella tabella 2. Per gli orientali si considerano normali valori di Imc compresi fra 18,5 e 23,9. I limiti del sovrappeso sono 24 e 27,9. Infine, si considera obeso un individuo il cui indice di massa corporea sia uguale a 28 kg/m$^2$ o maggiore. È un dato importante sia nella pratica clinica che negli studi epidemiologici perché nei paesi occidentali le comunità di immigrati, anche dall'Oriente, sono sempre più numerose e perché degli abitanti di questo pianeta uno su quattro è cinese.

L'età è un altro elemento da considerare nel processo diagnostico. Abbiamo già detto che fino ai 18 anni non valgono i valori-limite di Imc indicati nella tabella 2: bisogna tener conto delle cosiddette curve di accrescimento. In pratica, per identificare il sovrappeso e l'obesità nei bambini e negli adolescenti si usa di solito il percentile di Imc. L'American obesity association utilizza l'85° percentile come punto di riferimento per il sovrappeso e il 95° percentile come valore-soglia per l'obesità. Seguendo questi criteri, un bambino sarà giudicato sovrappeso se il suo indice di massa corporea è superiore a quello dell'85% dei bambini della stessa età di un campione rappresentativo di riferimento; sarà giudicato obeso se è superiore a quello del 95%.

La Società italiana di diabetologia ed endocrinologia infantile (Siedp) ha elaborato e pubblicato recentemente le tabelle italiane che indicano i valori di Imc corrispondenti ai vari percentili nelle diverse età dell'infanzia e dell'adolescenza. La circonferenza della vita è un indicatore diagnostico prezioso anche in età pediatrica. Come per l'indice di massa corporea in età evolutiva non possiamo indicare delle misure standard ma dobbiamo far riferimento ai percentili in funzione delle varie fasce d'età. Bambini con una circonferenza della vita superiore al 90° percentile (cioè superiore alla circonferenza della vita del 90% dei bambini della stessa età) presentano maggiori fattori di rischio per la salute.

E poi la vecchiaia, fase della vita nella quale l'indice di massa corporea tende a sottostimare la massa grassa. È noto che la massa muscolare attiva diminuisce con l'età. In età avanzata, quindi, un eventuale aumento di peso deve essere attribuito soprattutto a un aumento dell'adipe.

Varie osservazioni suggeriscono, inoltre, che la distribuzione regionale del grasso corporeo con gli anni tende a cambiare: negli anziani, l'aumento (relativo o assoluto) della massa adiposa si associa soprattutto a un aumento del grasso viscerale. Dal momento che il grasso viscerale rappresenta, come abbiamo visto, un fattore di rischio indipendente di morbilità e mortalità, l'aumento di peso corporeo che spesso avviene nella seconda metà della vita non può essere considerato un evento positivo. Sembra fondato raccomandare, anche dopo i sessant'anni, un mantenimento stabile del peso che non dovrebbe salire più del 5% e dovrebbe restare, in ogni caso, entro i limiti normali di Imc (18,5-24,9).

# 2. *Obesità: natura...*

## *Entrate e uscite*

Sovrappeso e obesità sono sempre la conseguenza di un prolungato bilancio energetico positivo: si determinano solo se le entrate alimentari hanno superato a lungo e abbondantemente i consumi. E la cura consiste sempre nell'istituire un adeguato bilancio energetico negativo. Tutto questo senza creare squilibri fisici e psichici o carenze nutrizionali. E senza, soprattutto, produrre cambiamenti solo effimeri. Impresa difficile, come dimostrano i regolari insuccessi, anzi i danni, delle tradizionali cure dimagranti.

Ma nella terapia dell'obesità con che cosa ci si confronta? Con meccanismi biologici cristallizzati e in particolare con una predisposizione ereditaria ancora invincibile – come sostiene la genetica più determinista – o con abitudini nocive, acquisite per effetto di influenze ambientali e forse, attraverso altre azioni, modificabili?

Geni o ambiente? *Nature* o *nurture*? L'antitesi classica che attraversa tanti problemi biologici, medici e psichiatrici si ritrova anche nel campo dell'obesità. Si può provare a comporre l'opposizione pensando che, per attuarsi e manifestarsi nel singolo fenotipo, ogni comando genetico richieda il concorso di altri fattori interni (in particolare altri geni) ed esterni (l'ambiente, le esperienze e le circostanze della vita).

Resta comunque il problema dell'importanza relativa da attribuire agli uni e agli altri e la necessità di conoscere le basi biologiche della regolazione delle condotte alimentari, del metabolismo e, quindi, del peso corporeo.

È utile partire da un concetto centrale nello studio dei meccanismi di regolazione del peso corporeo e, quindi, nello studio dell'obesità: il concetto di metabolismo.

*Metabolismo*

Che cosa s'intende con questa parola? Una definizione possibile, fra le altre, è forse la seguente: l'insieme e il ritmo dei processi attraverso i quali il corpo consuma energia per mantenere la vita. Ciò che caratterizza i sistemi biologici sono i processi metabolici, il flusso incessante di materia e di energia che attraverso una rete di reazioni chimiche consente a un organismo di svilupparsi, funzionare, riparare i suoi danni, riprodursi.

Per comprendere il metabolismo dobbiamo tener conto di due aspetti diversi: il flusso di materia ed energia e la rete delle azioni e delle retroazioni.

Per descrivere il primo aspetto valgono soprattutto i linguaggi della fisica e della chimica; mentre per il secondo, la rete, è necessario anche un punto di vista formale e l'uso di linguaggi formali (ordine, organizzazione, complessità, ecc.). La rete si autorganizza: ogni processo biologico che entra nel flusso ne genera altri che a loro volta provocano altri eventi ancora, di natura fisico-chimica. Questi sistemi naturali di enorme complessità sono stati messi alla prova e raffinati nel corso di milioni di anni e hanno prodotto strutture ecologicamente sostenibili, adatte cioè ad ambienti determinati.

Torniamo al metabolismo. Tutti sappiamo che il nostro corpo brucia calorie. Ha bisogno di energia ogni giorno, per ventiquattro ore su ventiquattro, qualsiasi cosa facciamo o non facciamo, anche durante il sonno.

In media, la spesa energetica quotidiana necessaria per vivere è ripartita così (fig. 1):

– il 70% circa è destinato al cosiddetto metabolismo basale (*Resting metabolic rate*, Rmr) che corrisponde al consumo di energia da parte dell'organismo in condizioni di assoluto riposo e stabilità termica;

– il 15% circa serve alla produzione di calore e alla regolazione della temperatura corporea (termogenesi). L'uomo è un animale omeotermico: la sua temperatura interna deve essere mantenuta costante (37,4 C°). Se sale, come nella febbre o quando la temperatura esterna è più elevata, aumenta il consumo energetico necessario per disperdere calore. Se scende, ad esempio per il freddo, aumenta la spesa necessaria per produrre calore;

– il resto, pari in media a un altro 15% circa, rappresenta il costo dell'attività motoria.

Da quanto detto discendono due conseguenze.

Prima di tutto, a parità di introito calorico, il bilancio energetico dell'organismo può essere positivo o negativo in funzione dei costi metabolici legati ai diversi capitoli di spesa appena elencati. In secondo luogo, le percentuali relative delle tre voci della spesa energetica possono variare a seconda delle condizioni ambientali e dell'attività motoria.

La frazione dovuta al metabolismo basale è quella forse più legata alla costituzione genetica ed è quella che varia meno. Cambiano molto invece, da un individuo all'altro e da un momento all'altro della vita, le quote corrispondenti alla termogenesi e all'attività fisica.

Ricordiamo che la termogenesi non ha solo la funzione di regolare la temperatura corporea ma serve anche a modulare il bilancio energetico.

Dopo la fase di accrescimento (l'età evolutiva), per mantenere stabile il peso corporeo i nostri sistemi di controllo dell'alimentazione dovrebbero adeguare l'introito calorico in funzione esatta della spesa energetica, così da mantenere il bilancio in pareggio. Ma non sono così raffinati da regolare al grammo le entrate rispetto alle uscite: anche in un organismo sano (in particolare, non obeso), in condizioni di ampia disponibilità di cibo, l'introito calorico tende ad essere sempre un po' più elevato delle reali necessità. Se non esistessero dei meccanismi di compenso, un eccesso seppur modesto di calorie al giorno basterebbe per portare in pochi anni, inesorabilmente, a grandi aumenti di peso.

Il nostro organismo è in grado di accorgersi delle eccedenze e, entro certi limiti, è capace di disperderle sotto forma di calore. Anzi utilizza soprattutto i grassi come combustibile preferenziale per tale dispersione. Certo, se questa capacità viene meno, anche parzialmente, oppure se è sopraffatta dall'entità dell'alimentazione l'aumento di peso diventa inevitabile.

Vari ricercatori sostengono che un difetto *termogenetico*, su base ereditaria, potrebbe essere tra i fattori responsabili di una maggiore inclinazione all'obesità. In altri termini, almeno in una parte dei casi, una ridotta capacità di bruciare i grassi assunti in eccesso potrebbe dipendere da una predisposizione genetica e giocare un ruolo nell'etiopatogenesi dell'eccesso di peso.

Abbiamo detto che la quota calorica spesa per l'attività motoria si aggira, in media, intorno al 15%. In realtà varia notevolmente da un individuo sedentario a un lavoratore manuale che svolga attività pesanti o a un professionista dello sport a livello agonistico. In questi casi, tutto il bilancio energetico cambia di conseguenza e cambiano le percentuali relative alle varie frazioni.

Anche sull'attività motoria il profilo genetico esercita la sua influenza. Sembra, in particolare, che l'attività motoria spontanea, i micromovimenti involontari che gli inglesi chiamano *fidgeting*, dipenda in primo luogo dalla predisposizione costituzionale. Riprenderemo questo tema nel paragrafo dedicato all'attività fisica.

Il patrimonio genetico condiziona dunque, in varia misura, tutte le voci della spesa energetica: metabolismo di base, termogenesi, consumo dovuto all'attività motoria. Ma possiamo attivare in qualche modo il metabolismo e aumentare la spesa energetica giornaliera senza ricorrere a farmaci, solo correggendo alcuni aspetti del nostro stile di vita?

La risposta è per fortuna affermativa. Diversi fattori agiscono sul dispendio energetico e sul ritmo dell'attività metabolica e almeno su alcuni di essi siamo in grado di esercitare un certo controllo.

Ne parleremo più diffusamente nei paragrafi dedicati alla terapia e alla prevenzione. Qui ci limitiamo a elencare i principali agenti in gioco:

– la quantità di tessuto muscolare: al suo crescere aumenta il metabolismo di base. Quindi una certa attività fisica fa bene per molte ragioni fra le quali la spesa calorica diretta e l'incremento del metabolismo di base;

– la frequenza dei pasti: più tempo passa fra un pasto e l'altro più lento diventa il metabolismo. Il digiuno induce l'organismo a conservare il più possibile le sue riserve d'energia e, quindi, ad abbassare la fiamma dell'attività metabolica. È per questo, fra l'altro, che saltare i pasti è in assoluto la cosa peggiore da fare quando vogliamo perdere peso o, meglio, perdere grasso corporeo in eccesso;

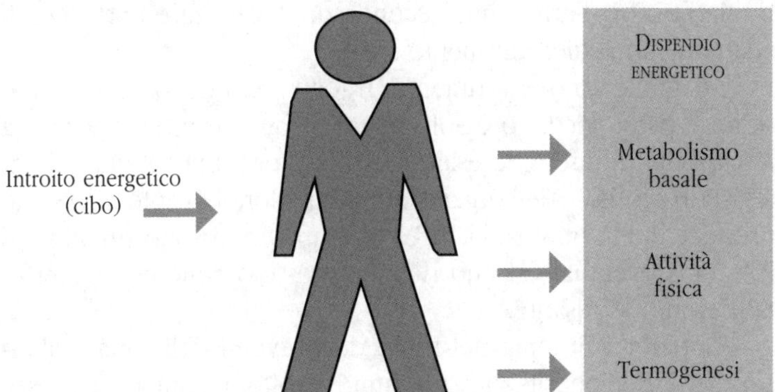


FIG. 1. Il bilancio energetico.

– il livello di attività fisica, importante attivatore metabolico a condizione che l'introito calorico quotidiano sia adeguato alla spesa energetica;

– le scelte alimentari (ad esempio una dieta del tutto priva o quasi di grassi tende a rallentare il metabolismo);

– l'idratazione;

– la costituzione genetica (alcune persone, a parità di altre condizioni, hanno un metabolismo più attivo);

– il funzionamento delle ghiandole endocrine (ad esempio della tiroide);

– lo stress, sia per un'azione diretta sul metabolismo sia perché induce molte persone a mangiare di più.

Stress. Soffermiamoci brevemente su questa parola di cui si fa così largo uso nel linguaggio comune e nelle *teorie ingenue* sull'origine delle malattie, compresa l'obesità. Il termine «stress» non è stato inventato dai medici. Deriva dal gergo usato nelle fabbriche inglesi dell'Ottocento per indicare le prove di resistenza condotte studiando le reazioni dei metalli all'applicazione di forze (*stress reaction*). Trasferito alla medicina, è diventato il nome dato alla reazione di un organismo a sollecitazioni (*stressors*) brevi o prolungate, di natura fisica o psichica. Secondo una descrizione ormai classica, tale reazione si articola in una prima fase di allarme, una seconda di resistenza e una terza di adattamento o di esaurimento.

Adattamento o esaurimento. Il fenomeno dello stress non è sempre patologico. Lo è solo quando l'agente esterno sovrasta le capacità di difesa, le esaurisce e provoca una rottura dell'integrità psicofisica dell'organismo. Solo allora l'evento stressante produce effetti traumatici. Stress e trauma non sono sinonimi. E il trauma eventuale si può riconoscere solo nelle conseguenze dell'evento stressante.

Tratteremo il tema del ruolo degli eventi della vita nell'insorgenza dell'obesità nel prossimo capitolo. Qui ci interessa segnalare un dato: la costituzione genetica disegna la struttura generale della reazione allo stress ed esercita un'influenza sulla resistenza, maggiore o minore, dei singoli individui ai diversi eventi stressanti.

Una domanda merita una breve digressione: si può dire che le diete ipocaloriche rappresentano per l'organismo un evento stressante? Dobbiamo rispondere di sì e tanto più quanto più sono restrittive e, in particolare, povere di zuccheri.

*Cervello, glucosio e stress*

Ogni cellula dell'organismo ha bisogno di energia per svolgere le sue funzioni.

L'energia proviene essenzialmente dal metabolismo intracellulare del glucosio e degli acidi grassi. Molte cellule riescono a utilizzare efficacemente anche altri substrati energetici come le proteine, l'acido lattico e i corpi chetonici, trasformandoli in glucosio.

Fra tutte le cellule, però, ve ne sono alcune che hanno bisogni speciali: sono le cellule del sistema nervoso centrale (Snc) che non vogliono nessun altro nutriente se non il glucosio. Questo dato è la chiave d'interpretazione di vari fenomeni. Quando la glicemia si abbassa (ad esempio nel digiuno) il cervello *sente* la situazione immediatamente, ancor prima che compaiano i sintomi classici dell'ipoglicemia: debolezza, vuoto allo stomaco, sudorazione, senso di fame. Dal cervello partono, allora, segnali per ripristinare i livelli ematici del glucosio. Il sistema più veloce è ricorrere alla mobilizzazione delle scorte di glucosio dell'organismo, il glicogeno depositato nel fegato e nei muscoli. L'adrenalina è il principale mediatore di questo processo. Attiva enzimi che liberano glucosio dal glicogeno e, insieme, innalza la pressione arteriosa e accelera i battiti cardiaci per far giungere più velocemente e in maggiore quantità sangue al cervello in modo da soddisfare le sue necessità metaboliche. Il cervello non sopporta la mancanza di glucosio! Se l'ipoglicemia non viene corretta in tempo e scende sotto certi limiti si perde coscienza, si entra in uno stato di coma e, infine, si muore. Le scorte di glicogeno, però, sono molto limitate. Il cervello quindi mobilita altri ormoni, oltre all'adrenalina, per cercare di mantenere una disponibilità adeguata di glucosio e far fronte alle richieste. In particolare, entra in gioco un ormone prodotto dal pancreas, il glucagone, capace di attivare la cosiddetta neoglucogenesi, cioè la sintesi di glucosio all'interno delle cellule stesse.

Per la neoglucogenesi è necessario un substrato adeguato, la materia prima da cui partire per costruire nuove molecole di glucosio. Un aminoacido, l'alanina, è la molecola preferita per tale scopo. Sempre su stimolo del cervello, le ghiandole surrenali liberano cortisolo, che demolisce proteine dei muscoli e delle ossa; da tali proteine si ricava l'aminoacido alanina che il glucagone utilizzerà per fabbricare glucosio.

Per inciso, l'insieme dei meccanismi appena descritti rappresenta la base biologica della reazione dell'organismo a qualsiasi evento stressante. L'abbassamento della glicemia è valutato dal cervello come una situazione di emergenza, alla stregua di un'aggressione alla quale occorra far fronte immediatamente.

La reazione di stress, risposta dell'organismo a qualsiasi situazione critica, rappresenta un meccanismo protettivo, utile alla difesa in ogni tipo di emergenza. La disponibilità di glucosio per le cellule del sistema nervoso centrale è indispensabile per il loro funzionamento. Riflessi e processi cognitivi dipendono dalla loro efficienza, legata alla disponibilità di energia in forma di glucosio.

Se lo stato di stress dura a lungo, quelli che a breve termine sono effetti positivi si trasformano in danni. L'adrenalina, essenziale nell'immediato, diventa pericolosa a lungo termine perché può danneggiare il cuore e le arterie. Il cortisolo, utile a breve, nel lungo periodo provoca danni ingenti alle ossa e ai muscoli.

Il digiuno prolungato e ripetuto comporta gravi danni all'organismo.

*Fame e sazietà*

Abbiamo parlato finora soprattutto della spesa energetica. Abbiamo accennato ai processi biologici che la sottendono e all'influenza che su di essa esercitano i fattori genetici.

Quali sono i meccanismi che regolano l'introito calorico, cioè cosa e quanto mangiamo? E in che misura sono ereditari? Nell'uomo e negli animali l'alimentazione è controllata da segnali che portano non solo ad assumere il cibo ma anche a procurarselo. I meccanismi regolatori coinvolgono a vari livelli pensieri, emozioni e comportamenti. Una parte del cervello, l'ipotalamo, è specialmente coinvolta.

La fame è il segnale-base del bisogno di cibo. È un segnale d'allarme, una sensazione spiacevole, al limite dolorosa. Si è spinti a placarla attraverso l'assunzione di qualsiasi cibo.

Alla parola appetito si attribuisce in genere un significato diverso. Più vicino all'idea di desiderio che a quella di bisogno elementare e irrinunciabile. Desiderio di cibi specifici, mediato da fattori di tipo non solo energetico: l'appetito è una sensazione piacevole, associata alla vista, all'odore, al ricordo di cose già sperimentate. Sull'altro versante troviamo i segnali che informano che il bisogno di cibo è stato soddisfatto.

La sensazione di pienezza comincia già nel corso di un pasto, indotta dalla distensione dello stomaco. Poi compare quella di sazietà, il segnale più potente e definitivo che induce a concludere l'assunzione di cibo e a non riprenderla per un certo tempo. Una distinzione ulteriore è quella indicata dai fisiologi attraverso le due parole inglesi *satiation* e *satiety*: la prima corrisponde al sistema di segnali che mette fine al singolo pasto; la seconda, a quello che determina la frequenza dei pasti. La sazietà non compare subito, appena termina il bisogno energetico di cibo, ma leggermente dopo: i segnali di bisogno di cibo sono più forti e più urgenti di quelli di fine-bisogno.

È lecito pensare che questo sia un meccanismo ancestrale sviluppato per consentire all'organismo di assumere energia, quando disponibile, in quantità maggiore di quella strettamente necessaria a riequilibrare il bilancio del momento. È possibile così immagazzinare una certa quantità di riserve per i tempi di carestia. Processi un tempo provvidenziali ma poco adatti o addirittura sconvenienti rispetto all'ambiente attuale. In gran parte del mondo la disponibilità di cibo è diventata costante ed eccessiva mentre la fatica fisica richiesta per vivere e lavorare è drasticamente diminuita. E il cambiamento è avvenuto in tempi così rapidi da non permettere ai segnali di controllo di adeguarsi alla nuova realtà.

Appetito, fame, pienezza, sazietà. A parte il problema dei cambiamenti ambientali, siamo ancora nel campo delle sensazioni coscienti, parametri grossolani e approssimativi, che non bastano certo a una fine regolazione del peso corporeo nelle diverse fasi della vita e, quindi, delle condotte alimentari.

Cosa sappiamo di altri sistemi biologici capaci di misurare il bilancio energetico e l'entità delle riserve e di coordinare, in una rete straordinaria di azioni e retroazioni, metabolismo e alimentazione?

### *Dalla teoria del lipostato alla leptina*

In effetti, nell'uomo e negli altri organismi animali, le variazioni del peso corporeo sono tendenzialmente ben controllate e contenute entro l'1% per lunghi periodi di tempo.

Mezzo secolo fa cominciò a farsi strada la teoria del lipostato (*adipostat*).

Il cervello animale deve ricevere, in qualche modo, informazioni precise sulla quantità di grasso accumulato ed è su questa base che riesce a regolare sia l'introito calorico che la spesa energetica. Il lipostato è il misterioso dispositivo di controllo del *set point* (o *setting point*) ponderale, del livello di peso corporeo al quale tendere via via negli anni dell'infanzia e dell'adolescenza e intorno al quale restare ancorati in età adulta. Ma come fa il cervello a valutare il peso e, in particolare, la quantità di grasso presente nel corpo come depositi adiposi? Percezioni visive e proprio-enterocettive non rappresenterebbero un meccanismo affidabile. Gli organismi viventi hanno sviluppato un complesso sistema di segnali che regola introito calorico, spesa energetica e differenziazione del tessuto adiposo.

Tale sistema comprende molte molecole, neurotrasmettitori, recettori, i quali convogliano e amplificano i messaggi provenienti dalle varie regioni del corpo, trasformandoli nelle sensazioni di fame o di sazietà, avviando o interrompendo il consumo di cibo e promuovendo altri processi metabolici.

Lo studio delle mutazioni naturali e la manipolazione genetica dei topi con produzione di fenotipi sottopeso o sovrappeso hanno prodotto negli ultimi trent'anni un'impressionante quantità di dati e hanno consentito di abbozzare un modello fisiologico di regolazione del peso corporeo che, per quanto preliminare e incompleto, sta già rivoluzionando la nostra visione dell'obesità. Certi esperimenti di parabiosi, effettuati sul ratto più di trent'anni fa, portarono a pensare che sostanze in grado di regolare il peso corporeo esistano e circolino nel sangue. In quegli studi un ratto geneticamente obeso e un ratto normale venivano messi in condizioni di circolazione crociata: il sangue dei due animali si mescolava. Si osservò che il peso dell'animale sano restava costante, mentre quello dell'animale obeso tendeva a diminuire. Il risultato fece supporre che nell'animale sano vi fosse una sostanza che mancava in quello obeso, capace di controllare il peso corporeo e di limitare l'accumulo di grasso.

L'ipotesi rimase tale fino a pochi anni fa, quando fu isolata una molecola alla quale venne dato il nome di leptina dal greco λεπτός (magro).

La leptina è una proteina di 167 aminoacidi, sintetizzata e rilasciata nel torrente circolatorio dal tessuto adiposo. Questa e altre scoperte portano oggi a parlare di organo adiposo piuttosto che di tessuto adiposo. Le cellule grasse non sono solo depositi inerti di scorte energetiche; sono un vero e proprio organo con un funzionamento attivo e, in particolare, una importante produzione di ormoni, sostanze-segnale, riversate nel sangue e attive a distanza. I livelli ematici di leptina sono fortemente correlati al grasso corporeo totale: quanto maggiore è l'entità dei depositi adiposi, tanto più alta è la leptinemia (concentrazione della leptina nel sangue).

Il genere esercita un'influenza importante: a parità di grasso corporeo le donne hanno livelli di leptina circolante più elevati. I bambini si comportano in modo simile agli adulti, anche per quanto riguarda l'influenza del genere. La leptina funziona come un segnale ormonale che collega il metabolismo periferico al sistema di integrazione posto nell'ipotalamo. La leptina, infatti, va a interagire con recettori situati su neuroni ipotalamici.

È la leptina, dunque, quel segnale periferico che era stato ipotizzato dalla teoria del lipostato e dai primi esperimenti di parabiosi, capace di informare il sistema nervoso centrale sulla quantità di energia accumulata sotto forma di tessuto adiposo.

È stato ampiamente provato, nei roditori, che difetti del gene *ob* che presiede alla sintesi della leptina (topi ob/ob) e mutazioni che alterano il recettore ipotalamico della leptina (topi db/db, ratti fa/fa) provocano obesità. Queste alterazioni genetiche, però, non giocano un ruolo significativo nell'etiopatogenesi dell'obesità umana.

Nelle persone obese, infatti, i livelli di leptina sono molto elevati – come ci si aspetta che siano – e fortemente correlati a varie misure di adiposità: massa di tessuto adiposo, percentuale di grasso corporeo, indice di massa corporea (Imc), grasso sottocutaneo. Ciò porta a pensare che nell'obesità umana il tessuto adiposo funzioni correttamente e che il difetto sia, semmai, a livello dei meccanismi centrali che regolano introito calorico e dispendio energetico.

Su questa base è stata formulata l'ipotesi di lavoro di una leptino-resistenza degli obesi, analoga all'insulino-resistenza nel diabete di tipo 2 (non-insulino-dipendente). In ogni caso, la leptina è solo una delle tante molecole in gioco.

Torniamo alla fisiologia del sistema lipostatico e accenniamo a qualche altro attore sulla scena. O, con diversa metafora, a qualche altro nodo della complicatissima rete biologica di regolazione del peso corporeo e delle condotte alimentari. L'azione della leptina sull'ipotalamo inibisce, fra l'altro, l'espressione di una molecola, un neurotrasmettitore chiamato neuropeptide ipsilon (NPY), importante segnale chimico centrale della fame. Altre molecole-segnale giungono dall'apparato gastrointestinale, in condizioni di digiuno oppure dopo l'assunzione di cibo (ad esempio la grelina e la colecistochinina, collegate rispettivamente alla fame e alla sazietà). Le vie d'uscita del sistema lipostatico, poi, controllano l'assunzione di cibo, il sistema nervoso autonomo, l'attività riproduttiva, il metabolismo di base e la termogenesi.

A proposito di spesa energetica, è stata scoperta qualche tempo fa una proteina, detta *disaccoppiante* (*uncoupling*), componente del tessuto adiposo bruno nel cui ambito svolge la funzione di dissipare energia sotto forma di calore (UCP-1, *uncoupling protein*-1).

Si ricorda che, in condizioni normali, l'ossidazione dei nutrienti si accoppia con la produzione di ATP (adenosintrifosfato), sostanza capace di trattenere l'energia e di cederla poi per le varie necessità dell'organismo: la proteina disaccoppiante impedisce proprio il collegamento ossidazione-accumulo di energia.

Il tessuto adiposo bruno è presente negli animali e nel neonato ma è praticamente assente nell'organismo umano adulto. Questo ha generato a lungo la convinzione che la proteina disaccoppiante avesse scarso valore nella regolazione del bilancio energetico dell'uomo. Ma la recente scoperta di altre proteine disaccoppianti in vari tessuti umani – come il tessuto adiposo bianco, quello dei nostri depositi di grasso (UCP-2) e il muscolo (UCP-3) – ha indicato un nuovo sistema di regolazione dell'energia, aperto a possibili manipolazioni terapeutiche. Sono in corso ricerche nel campo con la speranza di ricadute farmacologiche per la cura dell'obesità.

Un altro obiettivo per la ricerca biologica di questi ultimi anni è rappresentato dai recettori β3-adrenergici deputati a trasmettere il segnale di disperdere energia sotto forma di calore quando l'organismo possiede riserve adipose in eccedenza. Studi su organismi umani suggeriscono che una variante di questo recettore potrebbe essere associata a una ridotta capacità metabolica, a comparsa precoce di diabete e a gradi maggiori di obesità. L'efficienza metabolica è un importante fattore di rischio per l'obesità e sembra molto legata al patrimonio genetico. Gli agonisti β3-adrenergici, molecole capaci di attivare i processi appena descritti, sono nel mirino della ricerca farmacologica.

Ora, però, rinunciamo senz'altro all'idea di proporre un elenco, provvisoriamente definitivo, delle molecole coinvolte in questi processi: elenco che si arricchisce di nuove scoperte a un ritmo vertiginoso. In questo capitolo intendiamo solo offrire un'idea generale dei fenomeni biologici in campo.

Le scoperte degli ultimi anni hanno consentito di capire che il controllo dell'alimentazione, del metabolismo e del peso è affidato a una fitta rete di segnali costituiti da ormoni e da neurotrasmettitori. Essi si articolano, si potenziano e si inibiscono in funzione delle informazioni che giungono dalla periferia sullo stato delle riserve adipose e sul fabbisogno di energia, cioè di cibo.

Proviamo a ricapitolare, per linee del tutto sommarie e semplificate, come funzionerebbe il sistema di omeostasi energetica:

– se le scorte adipose sono abbondanti, sale la concentrazione di leptina nel sangue, si riduce l'attività del peptide NPY che stimola l'assunzione di cibo e aumenta quella delle proteine disaccoppianti;

– se le scorte adipose sono scarse (o l'individuo si sottopone a un digiuno prolungato), i livelli di leptina scendono, l'attività della molecola NPY aumenta mentre si riduce quella delle proteine disaccoppianti.

A studiarlo nei dettagli, l'insieme dei segnali risulta ricchissimo, ridondante, soprattutto nella parte diretta a evocare la fame e ad avviare l'atto di mangiare. Il sistema lipostatico è molto più organizzato, articolato ed efficiente per risparmiare calorie che per consumare l'eventuale eccesso. Come già detto più volte, possiamo spiegare il fenomeno in termini evoluzionistici. La forza della spinta a cercare cibo e a consumarlo è stata una condizione essenziale di sopravvivenza per organismi esposti, per migliaia di anni, ad ambienti in cui la disponibilità di alimenti era incerta e discontinua e la spesa energetica necessaria per vivere era molto alta.

Tutto questo substrato biologico interagisce poi, nell'uomo, con la trama di sensazioni e percezioni, memorie coscienti e inconsce, movimenti emotivi e oscillazioni dell'umore, significanti e significati del linguaggio che compongono il vasto versante psichico, soggettivo, della relazione uomo-cibo-attività fisica.

### *Magrezza e resistenza all'obesità*

Perché, nel mondo attuale, non diventano obesi tutti i soggetti esposti a un'offerta di cibo sovrabbondante e a condizioni di vita sempre più sedentarie?

In molti paesi sviluppati metà della popolazione è sovrappeso ma l'altra metà, nelle stesse condizioni ambientali, riesce a mantenere un peso normale. Perché? Per ragioni genetiche?

La distribuzione dei valori di Imc nella popolazione generale è, in effetti, molto disomogenea. Risulta legata all'etnia, al sesso, all'età e al livello socioculturale. La magrezza sembra un tratto stabile ed ereditabile quanto l'obesità. Negli ultimi anni numerosi studi sono stati diretti a individuare quelle rare mutazioni genetiche che aumentano il rischio di sviluppare obesità. Come abbiamo visto, hanno portato a scoperte importanti.

Non ci sono stati, invece, altrettanti studi disegnati per individuare i *loci* genetici della magrezza – o della resistenza all'obesità – che pure, verosimilmente, esistono.

A proposito, è più giusto dire magrezza o resistenza all'obesità? Le due espressioni non sono equivalenti. La magrezza non coincide sempre con la protezione dall'obesità: può essere del tutto contingente, legata a malattie somatiche o mentali, all'assunzione di farmaci, all'abuso di droghe o ad altri fattori. Di resistenza all'obesità si parla per gli organismi che non diventano obesi anche se esposti sperimentalmente a diete ipercaloriche e iperlipidiche.

Il concetto di resistenza all'obesità (o magrezza costituzionale) è quello che si attaglia di più all'interrogativo che ci interessa: quali fattori proteggono alcuni organismi dal rischio-obesità a parità di condizioni ambientali? Gli elementi in gioco nello sviluppo del fenotipo magro sono molti, ciascuno sottoposto a influenze genetiche: un rapporto favorevole massa magra-massa grassa, elevati livelli di attività (in particolare, quell'attività fisica minima involontaria che gli inglesi chiamano *fidgeting*), efficaci processi di *satiation-satiety* (ricordiamo che il primo è quello che presiede alla fine del singolo pasto mentre il secondo determina la frequenza dei pasti), ridotta preferenza per cibi a maggior contenuto di calorie e di grassi, elevato metabolismo di base.

Studi sulla resistenza all'obesità condotti in campioni di soggetti adulti giovani hanno trovato che quelli capaci di mantenere un peso stabile (oscillazioni non superiori a tre chili in cinque anni) sono il 20% circa: uno su cinque! I maschi hanno maggiori probabilità delle femmine. Sono predittori favorevoli di stabilità del peso: una storia priva di diete, non aver avuto gravidanze, non aver mai fumato e non consumare alcolici. I soggetti resistenti all'obesità mangiano meno spesso al ristorante e consumano meno fast food. La quantità di attività fisica volontaria, invece, non è risultata un predittore significativo di resistenza futura all'obesità.

Spieghiamo meglio questo punto, piuttosto paradossale, per evitare malintesi. I magri costituzionali restano tali indipendentemente dal fatto che abbiano svolto in gioventù attività sportive o lavori manuali faticosi. Ma per tutti gli altri soggetti l'attività fisica resta un elemento essenziale nella prevenzione e nella cura dell'obesità e delle patologie che ad essa si associano, come vedremo meglio in seguito: un modesto aumento dell'attività fisica intenzionale, pari a una spesa di 200 calorie al giorno, può aiutare a contrastare l'aumento dei depositi adiposi con una riduzione significativa del rischio cardiovascolare.

La spesa energetica da attività fisiche non legate a movimenti volontari gioca, invece, un ruolo significativo, responsabile di buona parte della variabilità nella resistenza costituzionale all'aumento di peso. Parliamo dei movimenti detti *fidgeting*, già menzionati: piccoli movimenti involontari, irrequietezza motoria, tendenza alla gesticolazione. Alcuni individui sono capaci di spendere fino a 800 calorie al giorno in queste attività spontanee, anche se confinati in una stanza. Il *fidgeting* è un tratto costituzionale importante nella resistenza ereditaria all'obesità. Non possiamo modificarlo con un atto di volontà.

### *Natura... il ruolo della predisposizione genetica*

In dieci anni sono necessari per vivere circa 100 milioni di calorie.

Perché il peso del corpo resti stabile, l'introito calorico deve compensare la richiesta energetica con una tolleranza dell'ordine dello 0,17% per decennio. È un grado di precisione straordinario che ha suggerito, come abbiamo già visto, l'esistenza di sistemi biologici sofisticati, capaci di mantenere in equilibrio il bilancio energetico (*teoria del lipostato*). La conoscenza di tali sistemi ha tratto grandi vantaggi dallo studio di mutazioni genetiche in animali obesi. Gli stessi geni, però, sono responsabili solo di forme rarissime di obesità umana.

E per tutti gli altri casi quali sono i fattori in gioco? In particolare, qual è il peso della genetica? I fattori ereditari sembrano complessivamente importanti ma non determinanti nell'etiologia dell'obesità dell'uomo. Lo indicano gli studi sui gemelli, sulle adozioni, sulle aggregazioni familiari, sulle sindromi monogeniche. Il peso corporeo di gemelli monozigoti è prevedibile con un elevato coefficiente di correlazione: 0,74 contro 0,32 per i gemelli dizigoti. Le correlazioni tra genitori e figli adottivi sono invece assai basse.

La genetica comportamentale si occupa della variabilità – su base ereditaria – di comportamenti come l'alimentazione e l'attività fisica. È un campo di studio recente dal quale si aspettano ancora risultati significativi e applicazioni utili.

In conclusione, allo stato attuale delle conoscenze, la trasmissione ereditaria dell'obesità nell'essere umano appare simile a quella dell'ipertensione arteriosa, dell'alcolismo o della schizofrenia: per grandi linee, la responsabilità genetica è valutata intorno al 30%. Le influenze genetiche sembrano esprimersi attraverso *geni di suscettibilità* che aumentano il rischio di sviluppare uno stato morboso ma non sono indispensabili per la sua espressione e, da soli, non sono sufficienti a spiegarlo.

Si deve pensare, insomma, che nella maggior parte dei casi di obesità non sia in gioco un difetto genetico particolare ma, piuttosto, un assetto genetico complessivo, molto diffuso fra gli organismi viventi, che nel corso di millenni si è sviluppato e perfezionato per far fronte, soprattutto, ai periodi di carestia. Tale profilo genetico rende la maggior parte degli esseri umani assai vulnerabili di fronte a un ambiente *obesiogeno* come quello attuale.

# 3. ... *o cultura?*

*L'ambiente*

L'indice medio di massa corporea degli uomini e delle donne sta crescendo rapidamente, quasi dovunque nel mondo.

All'inizio del Novecento si verificò un fenomeno analogo, all'incrocio tra stile di vita (in particolare alimentazione) e genetica, per la statura. Basterà ricordare che durante la guerra civile americana (1861-65) l'altezza media dei soldati era m 1,63.

Ma a differenza dell'aumento di statura, l'aumento del peso corporeo o, più esattamente, dell'Imc è un fenomeno che mette a repentaglio la salute e la qualità della vita, sia individuale sia collettiva. Riduce l'aspettativa di vita, aumenta il rischio di molte malattie e grava sulla spesa sanitaria delle nazioni. È, quindi, per molti aspetti, un fenomeno indesiderabile da iscrivere fra le patologie del mondo contemporaneo.

Come abbiamo visto nel primo capitolo, in pochi decenni la prevalenza dell'obesità è aumentata in misura epidemica. È impossibile pensare che in un tempo così breve siano avvenute mutazioni genetiche in tanti rappresentanti della nostra specie. L'ipotesi del *gene suscettibile*, ricordata nel capitolo precedente, attribuisce invece un ruolo formidabile ai fattori ambientali. Dipenderebbe soprattutto da questi lo svelamento della congenita inclinazione umana all'obesità o, per dir meglio, all'accumulo di riserve energetiche.

Prove interessanti a favore della tesi *ambientale* vengono dagli studi sulle migrazioni e sulla occidentalizzazione della dieta e dello stile di vita nei paesi in via di sviluppo.

Si è visto che l'Imc medio sta aumentando rapidamente in tutte le società industrializzate e in molte tra quelle in via di sviluppo man mano che adottano usi occidentali. Qualche sociologo ha parlato di società *cocacolizzate* o *mcdonaldizzate*.

A questo punto, in numerosi paesi del Terzo mondo, il problema della fame e quello dell'obesità sono contemporaneamente presenti. Sembra anzi che le due condizioni – malnutrizione per difetto e malnutrizione per eccesso – siano legate fra loro da un'interazione paradossale: la malnutrizione fetale per difetto aumenterebbe il rischio di diventare un adulto obeso. Secondo un rapporto delle Nazioni Unite del 1999, ogni anno venti milioni di neonati (il 16% dei nati vivi) sono sottopeso già nel grembo materno per denutrizione delle madri. Una conseguenza poco prevedibile è che la malnutrizione prenatale per difetto sembra predisporre a malattie croniche come l'obesità, l'ipertensione arteriosa, i disturbi cardiovascolari e il diabete. È l'ipotesi di Barker e collaboratori: un bambino che nasce affamato può sfuggire alle malattie della povertà per morire poi di una malattia dell'abbondanza, l'obesità e le sue complicanze.

In diverse nazioni povere del mondo il numero delle persone sovrappeso comincia a superare quello dei soggetti in stato di denutrizione patologica. Ci sono luoghi dove il fenomeno acquista proporzioni caricaturali: in Micronesia (isole Nauru) e in Polinesia (Western Samoa) la prevalenza di sovrappeso-obesità ha superato l'80% in stretto rapporto con i cambiamenti della dieta e dello stile di vita.

Gli indiani Pima hanno offerto da tempo ai ricercatori uno straordinario esperimento spontaneo sul problema geni/ambiente, *nature/nurture*. Questa antichissima tribù indiana ha una predisposizione ereditaria al diabete molto alta, dodici volte più elevata rispetto alle popolazioni nordeuropee. Ma, a parità di profilo genetico, i Pima che vivono nel nordovest del Messico, sulle montagne della Sierra Madre, nella zona del fiume Maycoba, hanno mantenuto abitudini alimentari e costumi ancora vicini a quelli delle origini mentre i Pima che vivono negli Stati Uniti, nel sud dell'Arizona, nella riserva indiana di Gila River, hanno stravolto il loro stile di vita in senso occidentale moderno: la loro alimentazione è più ricca di grassi saturi e zuccheri ma più povera di cereali e di fibre e la loro attività fisica lavorativa è di cinque ore a settimana contro le venti e più degli altri. Effetti: i Pima Maycoba pesano in media venticinque chili di meno rispetto agli indiani Pima dell'Arizona; il valore medio dell'Imc dei Pima dell'Arizona, uomini e donne, cade al di sopra di 30, quindi nell'area dell'obesità, mentre quello dei Pima Maycoba, uomini e donne, cade vicino a 25, linea di confine fra normalità e sovrappeso (fig. 2). Si è calcolato che, nei Pima Arizona, una dieta di tipo angloamericano ha moltiplicato drammaticamente il rischio di obesità e diabete di tipo 2 rispetto alla dieta tradizionale basata su mais, legumi, patate, zucca e frutta e associata

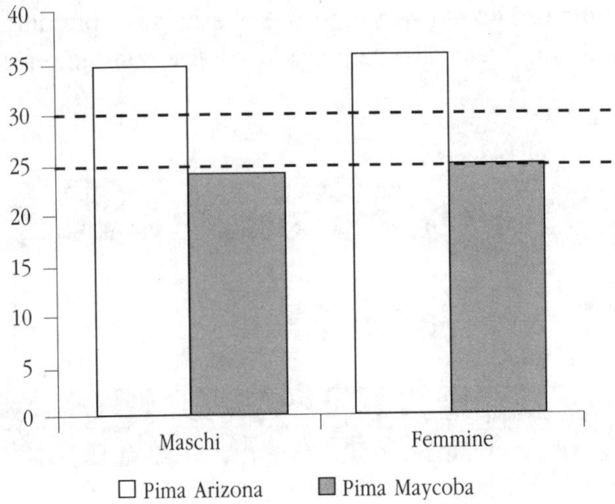


FIG. 2. Valori medi di Imc (kg/m$^2$) in differenti gruppi di indiani Pima.

al lavoro nei campi. Risultato finale: ora gli indiani Pima dell'Arizona hanno il tasso più alto del mondo di diabete di tipo 2: ne soffre circa il 50% degli adulti di età compresa fra i 30 e i 64 anni (tab. 4).

Troviamo gli stessi dati ogni volta che confrontiamo gli abitanti di una città – che solitamente mangiano più grassi e più dolci e si muovono meno – con una popolazione proveniente dallo stesso ceppo etnico ma che vive in un'area rurale povera e svolge un intenso lavoro fisico. Nello stato indiano di Tamil Nadu, ad esempio, la prevalenza del diabete nella città di Madras è quattro volte quella che si osserva nelle campagne contigue dove, peraltro, l'indice medio di massa corporea è di circa cinque punti più basso di quello della popolazione urbana (tab. 5).

Nelle multietniche società dei nostri tempi il fattore razziale sembra influire molto sulla diversa distribuzione dell'obesità. È una prova del peso determinante dei geni? No davvero. La condizione socioeconomica è l'elemento più importante. Al contrario di quanto accade nei paesi in via di sviluppo, in quelli industrializzati sovrappeso e obesità sono più diffusi nei soggetti con livelli d'istruzione più bassi e con minori entrate

TAB. 4. *Indiani Pima*

| | Pima Arizona | | Pima Maycoba | |
|---|---|---|---|---|
| | Uomini | Donne | Uomini | Donne |
| Diabete tipo 2 (%) | 54 | 37 | 8 | 6 |
| Imc (kg/m$^2$) | 30,8 | 35,5 | 24,8 | 25,1 |

TAB. 5. *Tamil Nadu*

| | Madras | | Campagne | |
|---|---|---|---|---|
| | Uomini | Donne | Uomini | Donne |
| Diabete tipo 2 (%) | 8,4 | 7,9 | 2,6 | 1,6 |
| Imc (kg/m$^2$) | 22,5 | 23,4 | 17,6 | 18,7 |
| Entrate familiari ($/mese) | 158 | 156 | 14 | 12 |

economiche. In Gran Bretagna, ad esempio, l'obesità colpisce il 10% delle donne nella classe sociale più elevata e il 25% in quella più bassa. Le minoranze etniche, gli immigrati da paesi africani e asiatici, figurano soprattutto nelle fasce più povere delle popolazioni dei paesi ricchi.

Qualche altro dato può confermare questa tesi. Negli Stati Uniti il 22% delle donne di origine caucasica sono obese contro il 30% delle donne afroamericane e il 34% delle donne messico-americane. È lecito pensare che i fattori socioambientali giochino una parte maggiore della costituzione genetica legata all'etnia di provenienza. Basta pensare che in Nigeria i valori medi di Imc per gli uomini e per le donne sono, rispettivamente, 21,7 e 22,6 mentre negli Stati Uniti gli individui afroamericani provenienti dalla Nigeria hanno valori medi di Imc pari a 27,1 per gli uomini e 30,8 per le donne.

Gli studi epidemiologici indicano che anche sposarsi e avere figli sono eventi della vita che favoriscono l'ingresso nel sovrappeso e nell'obesità, soprattutto nelle donne. È probabile che anche in questo caso i fattori ambientali legati ai cambiamenti delle abitudini quotidiane contino più dei geni.

Esistono insomma prove convincenti degli effetti di situazioni ambientali diverse su un medesimo substrato genetico. E ambiente vuol dire varie cose; in particolare – ai nostri fini – abitudini alimentari, sedentarietà, riscaldamento.

### *La transizione alimentare*

Negli ultimi cinquant'anni è avvenuta quella che i sociologi hanno definito come una grande transizione alimentare: buona parte dell'umanità è passata da un'alimentazione dominata da cereali e ortaggi a una ricca di grassi e zuccheri semplici.

Gli esseri umani sono più attratti dai cibi ricchi di grassi e di zuccheri, forse proprio per l'ancestrale necessità di accumulare riserve energetiche. Sappiamo, d'altra parte, che i grassi saziano meno dei cibi a elevato contenuto in fibre e carboidrati complessi (come il pane integrale o le patate).

Alcuni cambiamenti sociali hanno contribuito al fenomeno della transizione alimentare: l'aumento del reddito medio *pro capite*, la diminuzione dei costi di grassi e zuccheri, l'urbanizzazione, l'emancipazione femminile, lo sviluppo da parte delle industrie alimentari di strategie di marketing (analisi di mercato e metodi di vendita) e di tecniche pubblicitarie sempre più efficaci e aggressive.

Qualche pensiero sull'urbanizzazione, fattore ambientale importante in tema di sovrappeso e obesità perché è noto che il consumo alimentare di grassi e dolci è molto maggiore nelle città che nelle zone rurali. E nelle nazioni povere, anche in assenza di variazioni nel livello di reddito, la migrazione verso i grandi centri urbani ha portato a un aumento sistematico del consumo *pro capite* di grassi e dolci. Un solo dato, impressionante, può fornire un'idea quantitativa del cambiamento: per grandi linee, la popolazione mondiale che vive nelle città è passata dal 10% del 1900 al 50% attuale.

L'emancipazione femminile e il lavoro fuori casa delle donne hanno pure svolto una parte influente. Il tempo a disposizione per preparare il cibo, occupazione affidata in genere alle casalinghe, si è ridotto: sono esplose l'offerta e la domanda di alimenti già pronti o di rapida preparazione, a buon mercato e di facile palatabilità, per lo più ricchi di grassi, colesterolo e zuccheri semplici, ma poveri di fibre, vitamine e minerali.

L'industria ha assunto una posizione di potere crescente nella catena alimentare, capace di condizionare le richieste dei consumatori attraverso la pubblicità e tecniche di mercato sempre più aggressive e suadenti. Le aziende investono somme enormi nella creazione mediatica di una sorta di *status alimentare*, proposto come parte integrante di uno stile di vita moderno, allegro e di successo. Non c'è confronto fra gli investimenti promozionali delle industrie e quelli fatti dagli stati per l'educazione alimentare delle loro popolazioni. I budget pubblicitari delle principali multinazionali del settore sono ai primi posti nel mondo. Destinatari dei loro messaggi sono i bambini, consumatori meno dotati di capacità critica. I cibi più reclamizzati sono di solito quelli più scadenti dal punto di vista di una corretta alimentazione: dolci, grassi, bibite, fast food.

Vendere confezioni giganti a prezzi di poco maggiori rappresenta una recente strategia di marketing. Le bottigliette di bibite degli anni Cinquanta sono state soppiantate da confezioni da due litri e mezzo. E gli studi sui comportamenti alimentari dei consumatori segnalano che si tende a mangiare in misura proporzionale alle dimensioni del contenitore. *Super size me*, per me un hamburger doppio, era lo slogan pubblicitario di una diffusa catena di fast food. È diventato il titolo di un recente film-documentario di Morgan Spurlock, regista che ha provato su di sé gli effetti devastanti di un mese di dieta-fast food: il peso è aumentato di dieci chili, il colesterolo è salito, ecc.

I paesi in via di sviluppo rappresentano nuovi mercati da aggredire.

Dalla Colombia all'India, le popolazioni urbane dei paesi in via di sviluppo subiscono il fascino dello stesso cibo che sta mettendo a rischio la salute nel mondo industrializzato.

### *La sedentarietà e il riscaldamento*

Quando parliamo di fattori ambientali non dobbiamo pensare solo all'alimentazione ma anche all'attività fisica e al suo opposto, la tendenza a divertimenti sedentari. Sembra anzi verosimile che la sedentarietà giochi un ruolo perfino più importante dell'alimentazione nella patogenesi del sovrappeso. Qualcuno ha osservato che l'aumento esplosivo dell'obesità negli Stati Uniti non è tanto collegato all'aumento del numero dei fast food quanto a quello dei distributori di benzina.

L'introito calorico quotidiano medio degli italiani forse non è aumentato rispetto a cinquant'anni fa. Anzi, sembra probabile che sia leggermente diminuito. Ma non tanto quanto è diminuita la spesa energetica giornaliera media.

All'inizio del Novecento metà della popolazione attiva degli Stati Uniti e l'80% di quella italiana erano impegnate nell'agricoltura. Le percentuali attuali sono scese intorno al 5%. Lo sviluppo tecnologico ha portato a una riduzione clamorosa della necessità di muoversi a piedi e di lavorare manualmente: quindi di spendere energia. Lo stesso fenomeno è il maggior responsabile – insieme alla grande disponibilità di cibo – dell'epidemia contemporanea di sovrappeso e obesità.

Per inciso, differenze legate alla classe sociale tornano in campo anche per l'inclinazione ai piaceri sedentari: è significativa l'osservazione che nelle classi sociali più basse il tempo speso di fronte al televisore è in media molto più lungo.

Un problema senza vie d'uscita? Certo, non possiamo immaginare di tornare a una civiltà di tipo agricolo-rurale o di arrestare lo sviluppo tecnologico che continua a ridurre la necessità di muoversi e di utilizzare i muscoli e la forza fisica. D'altra parte, i cambiamenti epocali del Novecento hanno avuto anche valenze positive: ad esempio, l'aumento dell'aspettativa media di vita e il miglioramento delle condizioni di lavoro.

Forse però tra la fatica dei secoli andati e la sedentarietà assoluta che ci caratterizza è possibile cercare una via di mezzo più compatibile con la carne di cui siamo fatti.

Il riscaldamento delle abitazioni e dei luoghi di lavoro è un altro fattore ambientale che ha contribuito all'aumento di peso dell'essere umano.

Come abbiamo già ricordato nel capitolo precedente, il tessuto adiposo bruno – sede naturale e prioritaria della termogenesi – è presente nel neonato dell'uomo ma praticamente assente nell'adulto. Esistono però soggetti adulti nei quali il tessuto adiposo bruno è presente in quantità significativa: ad esempio, in lavoratori che hanno soggiornato a lungo in ambienti gelidi, come i boscaioli dell'Alaska. L'osservazione riporta in causa l'ambiente. Viviamo, ormai, in condizioni di equilibrio termico quasi costante: questo ha reso inutili le funzioni di un organo capace di produrre calore e, quindi, di consumare energia e tale organo si è, via via, atrofizzato.

*Il peso del fumo*

Un fenomeno particolare che secondo vari ricercatori può aver contribuito all'aumento del sovrappeso e dell'obesità, almeno in alcuni paesi, è la riduzione della prevalenza del fumo di tabacco in seguito alle recenti campagne antifumo.

Nel 1995 uno studio di popolazione, condotto su 5.247 adulti sopra i 35 anni (*Third national health and nutrition examination survey*), ha avvalorato l'ipotesi di un'associazione fra interruzione del fumo di tabacco e aumento di sovrappeso e obesità nella popolazione degli Stati Uniti. In questo paese, secondo alcuni epidemiologi, l'aumento di sovrappeso avvenuto negli ultimi dieci anni può essere attribuito alla sospensione del fumo in un sesto dei casi femminili e in un quarto di quelli maschili.

I dati numerici, però, sono ancora molto controversi. Uno studio analogo effettuato in Nuova Zelanda ha replicato solo in parte i risultati della ricerca statunitense e ha attribuito alla sospensione del fumo una frazione modesta (7 e 10%, rispettivamente per gli uomini e per le donne) dell'incremento generale dei valori di Imc nella popolazione.

Si sa, per quanto non se ne conoscano ancora bene i motivi, che fumare e mangiare non vanno molto d'accordo: in genere il fumo di tabacco tende ad associarsi a un minor introito calorico giornaliero e a un peso corporeo meno elevato. Studi epidemiologici condotti su campioni molto numerosi (oltre 250.000 soggetti) hanno dimostrato da tempo che i fumatori pesano, in media, significativamente meno dei non fumatori a parità di caratteristiche demografiche (età, sesso).

L'aumento di peso degli ex fumatori è la dimostrazione più nota dell'influenza del fumo di tabacco sull'appetito e sul comportamento alimentare. Il fenomeno è tale che impone di inserire sistematicamente interventi di prevenzione dell'obesità nei programmi di svezzamento dal tabagismo. Fra l'altro, l'aumento di peso è un motivo frequente di preoccupazione per i fumatori che intendono smettere, in particolare per le donne. Ed è un fattore che ostacola il mantenimento dell'astinenza e favorisce le ricadute compromettendo spesso l'esito dei programmi di cessazione del fumo.

Alcuni effetti del fumo sul ricambio energetico sono ben dimostrati: aumento della leptina plasmatica; aumento della sensibilità dei recettori ipotalamici della leptina, con inversione del fenomeno dopo la sospensione del fumo; aumento dell'attività della lipoproteinlipasi nel tessuto adiposo dei fumatori che persiste solo per poco tempo dopo la sospensione. Fra le sostanze presenti nel tabacco la nicotina, somministrata attraverso il fumo o per altre vie, si è dimostrata quella con maggiori effetti sull'alimentazione e sul peso corporeo. Ma se molti ricercatori sono concordi nell'affermare che smettere di fumare favorisce un aumento del peso corporeo, i dati diventano meno uniformi quando si cerca di quantificare l'entità del problema.

L'aumento medio di peso dopo più di un anno di astinenza dal fumo sarebbe lievemente superiore per le donne (3,8 kg) rispetto agli uomini (2,8 kg). Un sottogruppo di ex fumatori sarebbe a rischio di aumentare molto di peso (> 13 kg), indipendentemente dal sesso: quelli al di sotto dei 55 anni, *forti fumatori* (più di 15 sigarette al giorno) e, negli Stati Uniti, di etnia afroamericana. Secondo alcuni ricercatori un grande aumento di peso dopo la cessazione del fumo sarebbe associato anche a un livello socioeconomico basso e a un substrato genetico predisponente, come dimostrano le analisi di concordanza a confronto fra gemelli mono- e dizigoti.

Gli studi di tipo longitudinale prospettico, i più interessanti, sono quelli che seguono a lungo nel tempo una stessa coorte a partire dall'inizio del tentativo di smettere di fumare. Non sono numerosi e soffrono per lo più di importanti difetti metodologici: peso e altezza sono valutati sulla base di questionari autosomministrati e non misurati direttamente, l'astinenza dal fumo non è quasi mai verificata attraverso esami di laboratorio (la misurazione dell'ossido di carbonio nel respiro) e il tempo di *follow-up* (controlli a distanza di tempo) è breve. Tuttavia, anche queste ricerche hanno segnalato piuttosto regolarmente che la tendenza all'aumento di peso è maggiore negli astinenti (*ex-smokers*) rispetto ai non astinenti (*re-smokers*). In una indagine che ha valutato l'entità delle variazioni di peso in un gruppo di 196 volontari, dopo un anno gli astinenti presentavano un aumento medio di peso di circa sei chili contro i tre dei non astinenti.

Malgrado ciò i benefici per la salute legati allo smettere di fumare sono molto maggiori delle conseguenze negative dell'aumento di peso. Né va dimenticato che molti obesi sono anche forti fumatori e che il fumo esalta il rischio cardiovascolare già aumentato dall'obesità e dalle sue frequenti complicanze (diabete, aterosclerosi, ipertensione, ecc.).

Quanto al rischio sovrappeso per gli ex fumatori che riescono a restare astinenti, la conoscenza del problema rende possibile contrastarlo aumentando l'attività fisica e sorvegliando di più l'alimentazione appena si smette di fumare.

### *Notizie dalla Cina*

Forse si rivelerà giusto chiamare il *secolo cinese* quello che è appena cominciato. Lo ha suggerito Federico Rampini con un libro interessante pubblicato nel 2005. E già l'anno prima il «New York Times» aveva intitolato *The chinese century* una grande inchiesta presentata sul suo inserto domenicale.

Non si fa che parlare di Cina in questi anni. E noi non possiamo evitare di citarla a proposito della questione geni/ambiente e sovrappeso: il gigante asiatico – un miliardo e trecento milioni di abitanti al 6 gennaio 2005 secondo l'ufficio centrale di statistica – offre spunti molto significativi. Fra il 1978 e il 2005 il prodotto interno lordo si è quadruplicato. L'esodo dalle campagne è stato grandioso e continua incessante benché contrastato dalle leggi. Oggi i cinesi che vivono in città sono oltre 520 milioni (il 40% della popolazione totale) e 200 milioni di persone sono entrate a far parte di un ceto medio urbano inesistente fino a vent'anni fa. Le automobili private sono più di dieci milioni; si prevede che saranno almeno 200 milioni nel 2025. Lo sviluppo tecnologico dell'agricoltura e la diffusione di coltivazioni a resa elevata hanno aumentato la disponibilità di carne, oli vegetali, latticini, zucchero e altri prodotti alimentari riservati in precedenza solo ai ricchi o a situazioni speciali. In particolare, fenomeno capitato sia in Cina che in altre parti del mondo, la riduzione dei prezzi degli oli vegetali ha consentito la diffusione di cibi fritti, ricchi di grassi, anche in quelle fasce di popolazione che non possono ancora permettersi un consumo frequente di carne. Negli stessi anni il consumo di riso è diminuito.

E i cinesi sono diventati molto più grassi, con la stessa rapidità con la quale cresce la loro economia e si alzano i loro grattacieli: il tasso dell'obesità è aumentato del 97% negli ultimi dieci anni.

In un saggio che fa parte del volume *Feeding China's little emperors* di Jun Jing, l'antropologo James L. Watson ricorda che fino a pochi anni fa la maggior parte dei cinesi considerava una certa pinguedine come un segno di prosperità, di buona salute, di armonia interiore e di accordo con le forze soprannaturali. I bambini grassi erano ammirati e usati nell'iconografia popolare e religiosa come simboli di buona fortuna. Molti uomini che occupavano posizioni sociali importanti si impegnavano attivamente a mangiare cibi ipercalorici per aumentare di peso. Al contrario, un corpo emaciato era oggetto di stigma sociale, segnalava l'ostilità degli antenati, era presago di mala sorte, di malattie e di una morte prematura. Di certo ricordava la cronica insufficienza di cibo – diffusa in gran parte del paese fino agli anni Settanta del secolo scorso – e le terribili ricorrenti carestie come quella del 1958-60, chiamata eufemisticamente dei «Tre anni cattivi», che fece almeno trenta milioni di morti.

Il popolo cinese ha cercato per secoli di ingrassare e non di dimagrire. Poi le cose sono cambiate di colpo, vertiginosamente. E negli ultimi anni i medici hanno cominciato a riconoscere l'obesità come una malattia grave e insidiosa. A giugno 2001 il professor Shi Yifan del Beijing union medical college hospital ha dichiarato solennemente che l'obesità è una malattia perché minaccia la salute e perché è il fattore chiave di rischio per varie altre patologie (cardiovascolari, respiratorie, diabete, ipertensione arteriosa, ecc.). Anche il governo cinese riconosce da qualche tempo l'obesità come un serio problema di salute pubblica e lancia frequenti campagne di propaganda per uno stile di vita sano. Con una certa quota di pregiudizio razionalista, il viceministro della salute Wang Longde ha messo a più riprese sotto accusa l'ignoranza di gran parte della popolazione cinese in materia di alimentazione, attività fisica e salute e ha affidato all'informazione il compito principale.

8 ottobre 2005: quel giorno il quotidiano «Shanghai Daily» ha dedicato un lungo articolo a un importante studio appena concluso dallo Shanghai institute for nutritional sciences – ramo della Chinese academy of sciences – nelle due maggiori città del paese, Pechino e Shanghai. L'indagine era diretta a conoscere i rapporti fra gli stili di vita e i modelli alimentari cinesi attuali e l'invecchiamento. Sono state esaminate 1.600 persone a Pechino e altrettante a Shanghai, di età compresa fra i 50 e i 69 anni. Tutti sono stati sottoposti a una visita medica che comprendeva la misurazione dell'altezza, del peso e delle circonferenze e tutti hanno riempito due questionari sullo stile di vita e la qualità della vita.

«I risultati sono molto allarmanti» ha sentenziato la professoressa Lin Xu, leader del progetto di ricerca. Quelli definitivi attendono di essere pubblicati su una rivista scientifica internazionale ma, intanto, il quotidiano ha anticipato alcuni dati preliminari piuttosto impressionanti:

– sovrappeso, 30% a Shanghai e 41% a Pechino;

– obesità (secondo i criteri dell'Oms), 4% a Shanghai e 10% a Pechino;

– ipertensione, 48% a Shanghai e 61% a Pechino.

I numeri sarebbero ancora più grandi se si applicassero le correzioni dovute ai criteri Oms, nati per popolazioni occidentali. Secondo la China academy of medical science, un orientale adulto deve essere considerato sovrappeso quando il suo Imc supera 24 e obeso quando supera 28. E la circonferenza della vita, misurata come sempre a metà fra l'ultima costa e la spina iliaca, indica un'obesità viscerale quando supera 85 cm in un uomo e 80 cm in una donna.

Zang Jingwu, direttore del Shanghai institute of health science, ha dichiarato in un'intervista:

> I problemi di salute sono determinati soprattutto dal fatto che in Cina le condizioni medie di vita sono molto migliorate negli ultimi anni ma la gente non conosce le regole per nutrirsi in modo sano o non le prende in sufficiente considerazione.

Pechino è diventata una metropoli moderna di quattordici milioni di abitanti, irta di grattacieli nuovissimi e di altri in costruzione, percorsa da grandi strade. Ma esiste ancora nei quartieri più vecchi la vasta zona degli *hutong*, un labirinto di vicoli stretti che attraversano la città da est a ovest. Il Vicolo della Piccola Tromba (Xiaolaba Hutong) è largo meno di cinquanta centimetri e il Quianshi Hutong nel punto più stretto non arriva a quaranta. Oggi, sono molti i cinesi corpulenti che non riuscirebbero a percorrerli senza restare incastrati fra i muri.

Le cifre che descrivono l'aumento del sovrappeso e dell'obesità in Cina si inseguono e si aggiornano freneticamente con numeri sempre più elevati.

Un balzo in avanti importante è avvenuto nel passaggio dagli anni Ottanta ai Novanta. Secondo i dati dell'Oms tra il 1989 e il 1992 la percentuale di adulti in eccesso ponderale è passata dal 9 al 15%. E secondo il primo studio ufficiale cinese nei dieci anni successivi, 1992-2002, più di 60 milioni di persone sono diventate obese (7% dell'intera popolazione) e altri 200 milioni circa (23% della popolazione) hanno varcato la soglia del sovrappeso. Le stesse inchieste segnalano, d'altra parte, una diminuzione drastica dei casi di malnutrizione per difetto.

Possiamo prendere il 1978, anno d'inizio delle riforme di Deng Xiaoping, come il momento di svolta, l'avvio della transizione alimentare cinese dalla sottonutrizione all'ipernutrizione. Per trent'anni (1949-78) lo stato aveva fornito montagne di cavoli come base per l'alimentazione; molte famiglie avevano poco altro da mangiare soprattutto nei lunghi mesi invernali. Negli ultimi venticinque anni la dieta dei cinesi è diventata sempre più ricca di carne rossa, oli alimentari e zucchero e più povera di cereali e ortaggi; il consumo di cavoli è crollato. Nel frattempo la spesa energetica dovuta al lavoro fisico è diminuita drasticamente.

Come sempre, il problema è più grave nelle città dove si calcola che siano obesi anche molti bambini (almeno l'8%). Secondo Georgia Gulden, nutrizionista della Chinese university di Hong Kong, nel 1995 erano obesi più del 20% dei bambini sia a Pechino che a Hong Kong. E il livello di colesterolemia dei bambini di Hong Kong è risultato il secondo più alto del mondo, dopo la Finlandia. Nonostante ciò, molti genitori cinesi continuano a temere che i figli non mangino abbastanza e la vendita di Wahaha, uno stimolante dell'appetito, si mantiene su livelli assurdi.

### *Natura o cultura?*

L'obesità è uno stato morboso a genesi multifattoriale. Gli elementi etiopatogenetici sono quanto mai variegati: profilo ereditario e caratteristiche dell'ambiente, difetti metabolici e stili di vita, uso/abuso di sostanze e di farmaci, problemi economici e condizioni sociali, modi di alimentarsi abnormi fino, in alcuni casi, a veri e propri stati psicopatologici. Le due maggiori componenti, genetica e ambientale, si incontrano con meccanismi, importanza relativa e modalità assai diverse da caso a caso e le linee di interazione lungo le quali i fattori esterni modulano i sistemi fisiologici che controllano il peso corporeo sono ancora poco note.

Si è già detto (v. cap. 2) che la componente ereditaria contribuisce a condizionare peso e massa adiposa in una misura valutabile intorno al 30%: è un effetto genetico maggiore, paragonabile a quello in gioco per la schizofrenia, la malattia coronarica e il tumore della mammella. Ma la spiegazione più plausibile della crescita epidemica dell'obesità è da ricercare in quei cambiamenti che hanno creato nel mondo *ambienti tossici obesiogeni* – come li ha definiti lo studioso americano Kelly Brownell – capaci di promuoverla.

In conclusione, la grande epidemia contemporanea di obesità rappresenta soprattutto il risultato di una contraddizione – gli inglesi la chiamerebbero *mismatch* – fra gli antichi geni dell'uomo e il nuovo ambiente in cui vive. Accettare tale impostazione etiopatogenetica ha valenze di rilievo che coinvolgono sia le strategie terapeutiche che quelle preventive. Non possiamo ancora intervenire sulla componente genetica ma siamo forse in grado di farlo su quella ambientale: un'alimentazione meno ricca di grassi e uno stile di vita moderatamente attivo potrebbero essere la prima, banale ma essenziale risposta a un problema ormai gigantesco.

# 4. *L'obesità è una malattia?*

*Da Ippocrate...*

Negli ultimi anni si è compiuto un processo di medicalizzazione sistematica dell'obesità anche se l'equazione «grasso = malato» incontra ancora punti di resistenza e d'incertezza sia nel senso comune che nello stesso pensiero scientifico.

Il cammino è stato lungo e non è certo privo di passaggi controversi.

Le autorità mediche cinesi hanno riconosciuto ufficialmente l'obesità come una malattia solo nel 2001. Eppure la medicina cinese tradizionale si occupava di obesità da tempo immemorabile e gli esperti d'agopuntura, in epoche remote, tentavano già di ridurre l'appetito applicando aghi ai padiglioni auricolari. Anche l'antica medicina tibetana riconosceva in modo esplicito che «mangiare troppo fa ammalare e accorcia la vita»: frase che si legge nei *Quattro Tantra*.

Ippocrate di Coo, capostipite della medicina occidentale, venticinque secoli fa notò che gli individui grassi andavano incontro a morte improvvisa più spesso dei magri e che l'obesità era altrettanto dannosa dell'estrema magrezza. Sempre in epoca greco-romana, Galeno propose all'interno del sovrappeso una distinzione di grado, l'idea di una demarcazione fra normalità e malattia e separò l'obesità *moderata* (da ritenere come una variante normale della salute) dall'obesità *immoderata* (da iscrivere fra le condizioni morbose).

In Europa furono fatti ben pochi progressi fino al Rinascimento. La medicina araba medievale, invece, dedicò un'acuta attenzione al sovrappeso, segno che il fenomeno – almeno nelle classi agiate – era ben presente e riconosciuto come un problema medico.

Mohamed ibn Zakaria al-Razi (841-926), ad esempio, dissentì dalla tesi di Galeno secondo il quale un'intensa attività intellettuale faceva dimagrire e riportò nella sua *Enciclopedia della medicina* una serie di casi di obesità grave che aveva trattato con successo con la dieta, l'esercizio fisico, farmaci, massaggi, idroterapia e quello che oggi chiameremmo un cambiamento dello stile di vita.

Ibn Sina, meglio conosciuto come Avicenna (980-1037), dedicò un'intera sezione del terzo volume del suo *Canone di medicina* agli inconvenienti dell'obesità: problemi respiratori e cardiovascolari, infertilità, morte improvvisa.

Ibn Hubal al-Baghdadi (1121-1213) utilizzava l'attività fisica per contrastare il sovrappeso ma esortava saggiamente a partire dal poco e ad aumentare per gradi l'intensità degli esercizi per evitare rischi.

Nel *Compendio di medicina* di Ibn al-Nefis (1207-1288), infine, troviamo parole sorprendenti per le conoscenze che rivelano:

> L'obesità eccessiva limita la libertà d'azione dell'essere umano e soffoca il suo spirito vitale [...] Chi ne è affetto corre il rischio della rottura fatale di un vaso sanguigno tale da provocare morte improvvisa o un'emorragia interna. Quando il sanguinamento avviene nel cervello o nel cuore si ha morte improvvisa. Gli obesi soffrono spesso di affanno e palpitazioni.

Malgrado queste osservazioni cliniche, il giudizio di malattia riferito al sovrappeso è rimasto a lungo incerto nella maggior parte delle culture. Per secoli fame e denutrizione sono stati problemi dominanti per la maggior parte dell'umanità e un corpo ben nutrito è apparso, prima di tutto, segno di salute e di prosperità.

Intanto, a partire dagli inizi della scienza moderna, la conoscenza del corpo obeso faceva passi importanti.

Nel XVI secolo Nicholas Bonetus eseguì le prime dissezioni di cadaveri di soggetti obesi e descrisse le enormi quantità di grasso in essi contenute. Tre secoli per passare dall'occhio nudo al microscopio: le cellule adipose furono viste per la prima volta in pieno Ottocento quando diventò possibile descrivere i caratteri istologici del tessuto grasso. E, poi, ancora un secolo di ricerche biologiche prima di arrivare a capire e a dimostrare con certezza che il tessuto adiposo non è solo un deposito inerte di riserve energetiche ma è anche un organo attivo che produce e immette nel torrente sanguigno sostanze capaci di trasmettere informazioni essenziali al cervello: l'isolamento della leptina, sostanza della quale abbiamo già parlato, risale al 1994.

Prima che la ghigliottina facesse cadere la sua testa straordinaria, il chimico Antoine-Laurent de Lavoisier (1743-1794) ebbe il tempo di spalancare orizzonti sconosciuti con i suoi esperimenti sulla conservazione della massa e dell'energia. Massa ed energia, grandi protagonisti del problema del peso corporeo. Gli studi di Lavoisier prepararono la strada al primo calorimetro che sarebbe stato costruito, alla fine dell'Ottocento, da un chimico americano, Wilbur Olin Atwater (1844-1907). L'apparecchio permise di calcolare il potere energetico degli alimenti (tabelle del potere calorico) e contribuì a gettare le prime basi degli studi sul bilancio energetico e sul metabolismo, capitolo centrale per la comprensione e la cura dei processi biologici collegati all'obesità.

La cura, appunto.

Nel 1620, nel volume *Via recta ad vitam longam* di Tobias Venner comparve per la prima volta in un testo medico la parola inglese *obesity*. Secondo Venner l'obesità era un rischio del mestiere per chi apparteneva alle classi sociali superiori e il rimedio era osservare il concetto ippocratico di regime: alimentazione equilibrata, sonno e altri precetti rivolti alla conservazione della salute.

Nei due secoli successivi, Settecento e Ottocento, la parola *corpulence* ebbe in Inghilterra maggior fortuna di *obesity*. Ma, come nel resto del mondo, la correzione di questo stato rimase un problema sostanzialmente non medico, lasciato ai pochi privilegiati che ne pativano.

L'opuscolo di William Banting (1797-1878), *A letter on corpulence, addressed to the public*, fu un pamphlet di successo diretto, con acrimoniosa umiltà, contro questa negligenza dei medici. Stampato a spese dell'autore, fu venduto in migliaia di copie (63.000 per le prime tre edizioni). Venne tradotto in francese e in tedesco e una quarta edizione inglese fu messa in vendita al prezzo, modesto, di uno scellino a copia. Banting era un artigiano ed era obeso. Aveva trovato finalmente un medico, di nome William Harvey, che a differenza di altri aveva collegato la maggior parte dei suoi disturbi al sovrappeso e gli aveva prescritto un regime dietetico così efficace che Banting intendeva comunicare a tutti la sua fortunata esperienza. Anche perché giudicava «l'obesità il più terribile fra i parassiti che affliggono gli esseri umani [...] generalmente non compresa o sottovalutata sia dai medici che dalla gente comune».

Il libretto di William Banting era insieme una protesta contro la classe medica e il manifesto di una dieta povera di carboidrati (ma tutt'altro che ipocalorica dal momento che, se facciamo i conti, si aggirava intorno a 2.800 calorie al giorno). Era anche il prototipo di una certa pubblicistica – un intreccio di medicina popolare e di rimedi fai-da-te – che avrebbe avuto molta fortuna in anni successivi, i nostri ad esempio, proprio nel campo dell'obesità.

A beneficio dei lettori, l'autore inserì nel testo anche una tabella dei pesi proporzionati alle diverse stature, ma solo per il genere maschile. È interessante ricordare che la tabella era stata costruita da un certo dottor John Hutchinson per conto della Insurance company, sulla base dei pesi e delle stature medi di 2.648 uomini in buona salute. In quegli anni, dunque, le compagnie d'assicurazione cominciavano già a occuparsi del peso corporeo.

### *... alle tabelle Mlic*

Gli inconvenienti del sovrappeso sono stati segnalati, qua e là, anche in epoche antiche. Ma è cosa del tutto recente la dimostrazione – condotta con metodo scientifico – del fatto che l'obesità in sé merita di essere considerata come una malattia e studiata e curata dalla medicina.

Solo nel corso del XX secolo, infatti, sono stati condotti grandi studi statistici di tipo longitudinale-prospettico diretti a scoprire se c'è davvero un legame fra il peso corporeo e la durata della vita.

Restano esemplari in tal senso le ricerche organizzate dalla Metropolitan life insurance company che portarono alle famose *Mlic tables*, le tabelle dei pesi corporei. E poi le inchieste dell'American cancer society, il *Framingham study*, il *Nurses health study*, il *Norwegian study* e altre inchieste, fonti di innumerevoli pubblicazioni scientifiche.

Le indagini hanno dimostrato, in modo ripetuto e piuttosto concorde, che quanto più i valori di Imc si allontanano verso l'alto a partire da 25 (o verso il basso a partire da 18,5) tanto più si accorcia la durata della vita.

Certo, gli studi prospettici di questo tipo devono essere lunghi nel tempo perché mentre per i gruppi di individui più lontani dalla fascia ponderale normale – per eccesso o per difetto – l'aumento del rischio di morte diventa statisticamente significativo già dopo un paio d'anni d'osservazione, negli altri casi la correlazione Imc-mortalità diventa evidente solo dopo dieci anni e più di controlli catamnestici (*follow-up*).

E le popolazioni in esame devono essere numerose, molto numerose, fino a qualche milione di soggetti. Solo allora – quando il campione è grande e il *follow-up* è lungo – il grafico del rischio di morte disegna una classica curva a U: il rischio aumenta, in modo progressivo ed esponenziale, sia nell'area del sottopeso che in quella del sovrappeso. Il nadir, il punto più basso della curva, indica i valori di Imc ai quali corrisponde l'aspettativa di vita più lunga: sono quelli che si è convenuto di considerare normali.

Oggi dunque sappiamo – con dimostrazioni perfino ridondanti – che, oltre certi limiti, l'aumento del peso corporeo per aumento del tessuto adiposo è un fenomeno che fa salire la probabilità di ammalarsi, riduce la durata della vita, ne danneggia la qualità e grava in misura pesante sulla spesa sanitaria delle nazioni.

Oggi abbiamo informazioni che ci costringono a giudicare l'obesità come una condizione del corpo indesiderabile perché provoca invalidità, sofferenze e morte: cioè come una malattia.

Ma di quanti anni si riduce la durata della vita in una persona obesa?

### *Obesità e durata della vita*

*Years of life lost due to obesity*, anni di vita perduti a causa dell'obesità: si intitolava così un articolo pubblicato nel 2003 da Kevin Fontaine e altri ricercatori.

Lo studio confermava il fatto che l'obesità riduce l'aspettativa di vita in misura notevole e collocava i valori ottimali di Imc, associati alla maggior longevità, fra 23 e 25 per i bianchi e fra 23 e 30 per i neri.

L'effetto negativo del sovrappeso risulta modulato dal genere, dall'età e dall'etnia: è più grave negli uomini, nei giovani e nella razza bianca.

Soffermiamoci sull'età. La riduzione dell'aspettativa di vita, a parità di eccesso ponderale, è maggiore negli adulti più giovani. La perdita più gravosa riguarda le persone di razza bianca fra i 20 e i 30 anni con obesità grave (Imc > 45): in quella fascia d'età il numero di anni di vita perduti risulta pari a tredici per gli uomini, a otto per le donne. In termini percentuali, un uomo di 25 anni con obesità grave ha, quindi, un'aspettativa di vita residua accorciata di oltre il 20%.

Nel 2005 i calcoli di Jay Olshansky, studioso della longevità presso la University of Illinois di Chicago, hanno suscitato scalpore e polemiche. Il suo lavoro prevede che nei prossimi cinquant'anni la durata media della vita (negli Stati Uniti 77,6 anni) calerà in una misura compresa fra due e cinque anni. La causa? L'obesità che colpisce un numero sempre più elevato di soggetti la cui vita abbreviata farà diminuire la media generale. L'obesità provocherà insomma un'inversione di quel processo di allungamento continuo dell'aspettativa di vita che si era verificato negli ultimi due secoli. Leggiamo le fosche previsioni di Jay Olshansky:

> Riteniamo che, per la prima volta nella storia moderna, le giovani generazioni attuali avranno una vita più breve e meno sana di quella che hanno avuto i loro genitori, a meno che non si riesca a intervenire in modo efficace.

Per una valutazione più precisa del rischio, oltre all'Imc, è necessario considerare altri fattori: l'età d'insorgenza del sovrappeso, l'entità delle variazioni di peso e, soprattutto, la distribuzione del grasso.

Una storia di sovrappeso cominciata presto, durante l'infanzia o l'adolescenza, incrementi di peso rilevanti e, ancora di più, un'obesità di tipo viscerale aggravano la morbilità e, quindi, la mortalità associate all'eccesso ponderale.

A proposito di obesità centrale (o viscerale o addominale) abbiamo già ricordato che medici come Ernst Kretschmer e, in Italia, Enrico Greppi osservarono che una struttura corporea di tipo mascolino si collegava a maggior rischio di diabete, ipercolesterolemia, ipertensione, gotta, arteriosclerosi e ictus. Seguendo la stessa linea, vent'anni più tardi Jean Vague distinse due forme di obesità che chiamò rispettivamente androide (a mela, addome e fianchi) e ginoide (a pera, glutei e cosce), e collegò la distribuzione centrale o superiore del grasso corporeo (androide) a una maggiore probabilità di complicanze metaboliche e cardiovascolari.

Abbiamo già segnalato in un capitolo precedente che la misura della circonferenza della vita è un indicatore di rischio importante da aggiungere sempre al calcolo dell'Imc.

Perché la durata della vita si riduce quando il grasso corporeo aumenta? A quali malattie i soggetti obesi vanno incontro più spesso dei magri?

### *Obesità e diabete*

Prima di tutto, il diabete.

Nel mondo contemporaneo, sia occidentale che asiatico, l'aumento epidemico dell'obesità corre parallelo a quello dei casi di diabete.

*Madhumeha*, urine di miele, era il nome di questa malattia per l'antica medicina indiana. In effetti, il diabete era conosciuto fin dall'antichità come una sindrome caratterizzata da sete inestinguibile – a dispetto dell'ingestione copiosa di liquidi – e da urine abbondanti che attiravano mosche e formiche per la presenza di zucchero.

Il diabete è rimasto a lungo una malattia misteriosa. La scoperta dell'insulina e i suoi primi impieghi terapeutici risalgono agli anni Venti del Novecento. In seguito si riconobbero nel diabete due tipi principali: tipo 1 (vecchi nomi: diabete magro o giovanile o insulino-dipendente), dovuto a deficienza insulinica, e tipo 2 (diabete grasso o degli adulti o insulino-non-dipendente), associato a resistenza all'insulina e iperinsulinemia.

La scoperta di un collegamento fra eccesso ponderale e diabete di tipo 2 è relativamente recente. Ed è così importante che ha portato a coniare il termine diabesità, miscela di diabete e obesità (*diabesity* per chi scrive in lingua inglese).

Si calcola che in Europa il diabete colpisca attualmente circa l'8% degli uomini fra i 20 e gli 80 anni e che la percentuale salirà al 9-10% nei prossimi vent'anni. Sempre in Europa, sono circa trenta milioni – e in Italia più di quattro milioni – gli individui colpiti da diabete di tipo 2 che nell'80-90% dei casi è associato a obesità. Si tratta in genere di persone adulte, ma sono sempre più frequenti, ormai, i casi di adolescenti e, perfino, bambini. In passato, in età evolutiva si osservavano solo casi del tipo 1 che era chiamato, infatti, diabete giovanile. Ora, come proiezione, si può prevedere che un bambino obeso su quattro e un adolescente obeso su cinque svilupperanno nel tempo un diabete di tipo 2.

Il diabete è solo la punta dell'iceberg. In effetti, l'obesità è comunemente associata ad alterazioni metaboliche multiple e a disordini emodinamici ognuno dei quali rappresenta, in sé, un fattore di rischio cardiovascolare indipendente: ridotta tolleranza glucidica o diabete di tipo 2 con resistenza insulinica, ipertensione arteriosa, alterazioni del metabolismo dei lipidi (ipertrigliceridemia, ipercolesterolemia, valori ridotti delle lipoproteine ad alta densità, HDL e valori elevati di quelle a bassa densità, LDL). Malattia aterosclerotica, infarto acuto del miocardio e ictus cerebrale sono conseguenze frequenti.

Se rappresentassimo in forma grafica l'associazione tra valori di Imc, colesterolemia, pressione arteriosa diastolica e mortalità troveremmo un'immagine suggestiva: i valori crescono insieme e l'andamento delle curve appare sovrapponibile.

### *Cos'è la sindrome metabolica?*

Da alcuni anni si propone di raccogliere in una sola sindrome specifica i fenomeni patologici comunemente associati all'obesità che abbiamo appena nominato.

*Sindrome metabolica* è forse l'espressione più usata tra quelle coniate per lo stesso concetto: *sindrome plurimetabolica, sindrome x, sindrome da insulino-resistenza*.

Le varie componenti della sindrome metabolica si presentano insieme solo di rado in individui non obesi mentre sono abitualmente associate nei soggetti obesi e in quelli con Imc minore di 30 ma con una quota elevata di grasso viscerale.

Il concetto di sindrome metabolica è dibattuto. Ma riunire fenomeni patologici diversi sotto un unico nome ha un merito indiscutibile: ricorda al clinico – e al paziente – che in questi casi la terapia non deve occuparsi di un singolo problema (ad esempio l'iperglicemia) ma deve studiare, affrontare e gestire insieme un intero complesso di fenomeni (ad esempio l'ipertensione, la dislipidemia) e, soprattutto, deve contrastare le condizioni che li sottendono (obesità, sedentarietà).

Esaminiamo ora in qualche dettaglio gli aspetti principali della sindrome.

*Grasso viscerale, muscolare e acidi grassi liberi*. Ricordiamo che il grasso corporeo è composto da cellule che contengono le scorte adipose sotto forma di trigliceridi. I maggiori depositi adiposi sono a livello sottocutaneo e intraddominale. Quantità rilevanti di grasso si ritrovano poi tra le fibre muscolari e al loro stesso interno, soprattutto negli anziani. Gli studi sul grasso intramuscolare e sui suoi stretti legami con quello viscerale hanno portato a considerarlo come un nuovo protagonista del quadro fisiopatologico e clinico dell'obesità e come un *marker* di insulino-resistenza.

Grasso viscerale e grasso muscolare aumentano con l'invecchiamento. Gli acidi grassi, una delle più importanti fonti energetiche dell'organismo umano, circolano nel torrente ematico come acidi grassi liberi (*Free fatty acids*, Ffa) o come trigliceridi all'interno delle lipoproteine. Sono liberati dalle cellule adipose attraverso la lipolisi, regolata da diverse attività ormonali, in particolare dall'insulina che in condizioni normali inibisce l'attività della lipasi ormono-sensibile. L'aumento della concentrazione plasmatica degli acidi grassi rappresenta un importante filo comune nella trama delle malattie che complicano l'obesità.

L'attività lipolitica varia in funzione della distribuzione regionale degli adipociti: è maggiore nell'obesità viscerale rispetto all'obesità sottocutanea e, naturalmente, alla condizione di peso corporeo normale. L'aumento dei depositi adiposi viscerali sembra il fattore principale che precede l'aumentata lipolisi, l'aumento del flusso e del metabolismo di Ffa. La successiva esposizione dei tessuti epatici ed extraepatici ai Ffa conduce ad alterazioni nella dinamica e nell'azione dell'insulina.

In uno studio condotto su ratti Sprague-Dawley moderatamente obesi si è visto, ad esempio, che la rimozione chirurgica del grasso addominale normalizza l'insulino-resistenza.

*Iperinsulinemia e insulino-resistenza.* Ffa e resistenza all'insulina sono dunque connessi fra loro e, insieme all'obesità viscerale, sono i principali fattori responsabili delle alterazioni caratteristiche della sindrome metabolica.

Varie indagini condotte su soggetti normopeso e obesi, questi ultimi suddivisi in viscerali e sottocutanei, hanno dimostrato che la tolleranza glucidica è peggiore negli obesi rispetto ai normopeso e negli obesi viscerali rispetto ai sottocutanei. Questi studi dimostrano la stretta associazione tra obesità viscerale, iperinsulinemia, insulino-resistenza e diabete di tipo 2, suggerendo il ruolo fisiopatologico cruciale dei Ffa provenienti dal grasso viscerale.

Nell'obesità l'iperinsulinemia è quasi la regola. È dovuta soprattutto a maggior produzione d'insulina da parte del pancreas, diretta a sua volta a compensare la minor sensibilità dei tessuti all'azione dell'ormone (insulino-resistenza): l'insulina circolante non riesce a prevenire l'innalzamento del tasso glicemico (iperglicemia). L'effetto esercitato dall'eccesso di peso sulla tolleranza glucidica è molto forte e la probabilità di diabete di tipo 2 aumenta con l'aumentare dell'Imc. È interessante il fatto che, anche nell'intervallo *normale* (18,5-25) di valori di Imc, il rischio di diabete diventa significativamente maggiore già nei soggetti con Imc > 23.

In molti soggetti obesi la ridotta tolleranza al glucosio non evolve però in diabete. Sono in gioco sia il profilo genetico che la distribuzione regionale del grasso corporeo: il rischio di diabete di tipo 2 è molto minore quando il grasso è distribuito soprattutto nel sottocutaneo, anche se il grado di obesità è elevato.

Sappiamo che la sedentarietà contribuisce all'insulino-resistenza: soggetti obesi con significative quantità di grasso intramuscolare, *clearance* muscolare di Ffa ridotta e resistenza insulinica, mostrano miglioramenti sia dell'utilizzazione dei Ffa che della resistenza insulinica se sottoposti a programmi di attività fisica.

Nei lottatori giapponesi di sumo gli intensi esercizi fisici quotidiani prevengono l'accumulo di grasso viscerale. La loro adiposità è prevalentemente sottocutanea e i livelli di zucchero e grassi nel loro sangue sono normali a dispetto di un introito calorico giornaliero dell'ordine di 5.000-7.000 chilocalorie.

Dobbiamo ricordare, a sostegno dell'utilità di indagini diagnostiche precoci nei soggetti obesi, che l'iperglicemia in sé contribuisce all'insulino-resistenza e la sua correzione contrasta questo fattore patogeno aggiunto. Scoperte recenti segnalano poi che diverse *adipochine* – peptidi secreti dalle cellule adipose – modulano la sensibilità dei tessuti all'azione dell'insulina: la leptina e l'adiponectina aumenterebbero la sensibilità all'insulina; il Tnf-alfa (*tumor necrosis factor-alpha*) e la resistina aumenterebbero l'insulino-resistenza.

Il quadro appare sempre più articolato e complesso: anomalie delle adipochine appena elencate potrebbero contribuire in modo variabile da individuo a individuo allo sviluppo dell'insulino-resistenza nell'obesità umana. Per esempio, un deficit genetico di adiponectina potrebbe favorire l'insulino-resistenza.

I fattori che sostengono lo sviluppo dell'insulino-resistenza sono dunque molteplici. Grande importanza hanno i fattori genetici, la ridotta attività fisica, la composizione della dieta, gli ormoni e l'invecchiamento. L'obesità, soprattutto viscerale, resta però il fattore di rischio più importante.

Come vedremo più avanti, per la diagnosi di sindrome metabolica la presenza di diabete conclamato non è necessaria. Sono sufficienti livelli glicemici più elevati della norma per creare un significativo tassello del cluster. Una recente metanalisi ha dimostrato una stretta correlazione tra livelli di glicemia e incidenza di eventi cardiovascolari in soggetti non diabetici. La semplice iperglicemia ha dunque un ruolo sufficiente nel cluster della sindrome metabolica associata all'obesità viscerale.

*Dislipidemia*. L'eccesso di peso si associa in genere, prima o poi, a livelli plasmatici elevati di colesterolo totale, colesterolo LDL (Ch-LDL) e trigliceridi ematici e a bassi livelli di colesterolo HDL (Ch-HDL).

È stato calcolato che l'aumento di un punto di Imc si associa alla riduzione di 1,1% mg di Ch-HDL nel ragazzi e di 0,69% mg negli adulti.

Un aspetto peculiare dell'alterazione lipidica associata a obesità viscerale è la presenza di LDL modificate, caratterizzate da bassa concentrazione di colesterolo ed elevata concentrazione di apoproteina B, basso peso molecolare, elevata mobilità elettroforetica, piccola dimensione ed alta densità. Sono molecole fortemente aterogene e caratterizzano soggetti affetti da ipertrigliceridemia e insulino-resistenza associate ad obesità viscerale.

Gli studi epidemiologici sulle LDL piccole e dense suggeriscono che una loro presenza elevata rappresenta un aspetto importante della sindrome metabolica.

*Ipertensione arteriosa*. L'obesità si associa spesso a ipertensione. I fattori più importanti sono il grado di obesità, l'età d'esordio del sovrappeso, la durata dell'obesità, le modificazioni del peso nel tempo e soprattutto la concentrazione viscerale del grasso corporeo.

Sembra che la resistenza insulinica preceda lo sviluppo di ipertensione stabile nei soggetti ad alto rischio. L'insulina possiede capacità vasodilatante ed è verosimile che il fenomeno della resistenza insulinica investa anche questo meccanismo.

Molte indagini epidemiologiche prospettiche e cliniche hanno dimostrato in effetti l'associazione tra iperinsulinemia, insulino-resistenza e ipertensione, soprattutto nella razza bianca (l'associazione tra iperinsulinemia e ipertensione non si osserverebbe invece nei neri né negli indiani Pima). È da segnalare anche un'associazione significativa tra livelli ematici di Ffa e pressione arteriosa.

*Rischio trombotico.* Tutti i fattori della sindrome metabolica si associano, singolarmente, con anomalie del sistema della coagulazione che partono dall'attivazione delle cellule endoteliali (le quali promuovono la formazione di trombina e la produzione di fibrina).

L'aggregazione piastrinica è aumentata con predisposizione ai microtrombi; il fattore VII, potente procoagulante, risulta attivato. Aumentano anche i livelli del fattore IX, del fattore X, della protrombina e la concentrazione del PAI-1 (inibitore dell'attivatore tissutale del plasminogeno tipo 1).

Tutti questi fenomeni contribuiscono a ridurre l'attività fibrinolitica del plasma. E sono numerosi ormai gli studi di popolazione che hanno dimostrato un'associazione fra sindrome metabolica e riduzione dell'attività fibrinolitica.

Soffermiamoci su un fattore che ha attirato un'attenzione crescente, il PAI-1: i livelli di PAI-1 in circolo sono elevati in soggetti con malattia coronarica. E sono elevati in pazienti con resistenza all'insulina. Vari studi clinici indicano che la resistenza insulinica può costituire un fattore maggiore di regolazione dell'espressione del PAI-1, influendo sui suoi livelli ematici. In anni recenti è stata dimostrata poi la capacità del tessuto adiposo, in particolare addominale, di produrre PAI-1.

Nel loro complesso, questi risultati consentono di sostenere che il PAI-1 può costituire un anello che lega fra loro obesità viscerale, resistenza all'insulina e malattie cardiovascolari.

*Criteri diagnostici per la sindrome metabolica.* L'importanza clinica del concetto di sindrome metabolica è riconosciuta. Esistono però ancora molte incertezze e un acceso dibattito sui criteri diagnostici.

I vari fattori non sono sempre tutti presenti: quali sono necessari per la diagnosi secondo le convenzioni più seguite negli ultimi anni?

I criteri dell'Oms del 1999 richiedevano: ridotta tolleranza glucidica o diabete associati a resistenza insulinica e ad almeno due degli altri elementi elencati nella tabella 6. Ricordiamo che la microalbuminuria è un indice predittivo importante per le nefropatie: un diabete non riconosciuto o non adeguatamente controllato è una possibile causa.

La definizione diagnostica Oms 1999 è troppo ancorata al problema diabete: considera indispensabili la ridotta tolleranza al glucosio e la resistenza insulinica e complementari e intercambiabili gli altri fattori.

TAB. 6. *Criteri per la diagnosi di sindrome metabolica*

| |
|---|
| Ridotta tolleranza al glucosio o diabete |
| Insulino-resistenza (captazione del glucosio al di sotto del quartile più basso dei valori della popolazione di riferimento) |
| Almeno due dei seguenti sintomi: |
| – Ipertensione arteriosa (PA > 140/90 mmHg) |
| – Ipertrigliceridemia (Tg > 150 mg%) e/o basso HDL-Ch (< 35 mg% nei maschi o < 39 mg% nelle femmine) |
| – Microalbuminuria (> 20 µg/ml) |
| – Obesità viscerale (*waist/hip ratio* > 0,90 nei maschi e > 0,85 nelle femmine) e/o Imc > 30 |

*Fonte*: Oms (1999).

TAB. 7. *Criteri per la diagnosi di sindrome metabolica*

| | |
|---|---|
| Obesità viscerale | Circonferenza della vita |
| – Maschi | 102 cm |
| – Femmine | 88 cm |
| Trigliceridi | ≥ 150 mg/dl |
| HDL colesterolo | |
| – Maschi | < 40 mg/dl |
| – Femmine | < 50 mg/dl |
| Pressione arteriosa | > 130/80 mmHg |
| Glicemia a digiuno | ≥ 110 mg/dl |

*Fonte*: Atp III, 2001-2002.

Lo schema diagnostico proposto successivamente dall'Atp III (Adult treatment panel III) appare più equilibrato e comprensivo. Nel *Final Report* del panel dedicato a programmi di educazione per l'ipercolesterolemia si richiede – per la diagnosi di sindrome metabolica – la presenza, con pari importanza, di indici di obesità viscerale, di ipertensione arteriosa e di alterazioni del metabolismo glucidico e lipidico (tab. 7).

Il grado di obesità viscerale richiesto dall'Atp III per la diagnosi di sindrome metabolica è elevato. Come già segnalato, si ricorda che in molti soggetti maschi alterazioni metaboliche possono configurarsi già a livelli di obesità viscerale minore, con circonferenza della vita compresa fra 94 e 102 cm.

Nessuna delle due proposte diagnostiche soddisfa nei dettagli tutte le esigenze dell'epidemiologia e della clinica. È importante sottolineare, però, che nel loro insieme gli elementi che compongono la sindrome metabolica rappresentano il più diffuso fattore di rischio cardiovascolare nel mondo industrializzato (e ormai anche in molti paesi in via di sviluppo) e che l'obesità viscerale è il suo motore principale.

*L'aumento di peso come predittore della sindrome metabolica.* Intorno ai 20 anni, cioè al termine della crescita, la maggioranza degli individui ha un peso corporeo normale. L'eccesso di grasso si accumula soprattutto nelle decadi successive. Con l'eccezione dei *body builders*, la maggior parte del peso guadagnato dopo i vent'anni deve essere messo nel conto del grasso corporeo.

Non basta. Dopo i cinquant'anni, l'assenza di aumento di peso non significa che non sia aumentata la quota adiposa: al di là di questa età, sia pur con ampie differenze individuali, la massa muscolare è lentamente sostituita dal grasso, la maggior parte del quale si localizza a livello addominale. Il fenomeno può essere facilmente verificato misurando la circonferenza della vita.

Il rischio di diabete in età adulta è significativamente elevato anche per aumenti ponderali modesti ed è indipendente dalla familiarità diabetica. L'aumento di peso e di adiposità in età adulta è, dunque, un forte predittore di sindrome metabolica.

I dati appena ricordati e molti altri coerenti con essi sottolineano l'importanza sia del trattamento che della prevenzione del sovrappeso e dell'obesità.

Il clinico deve controllare tutti i componenti del cluster sindrome metabolica e deve tener conto non solo delle alterazioni conclamate ma anche di quelle lievi e iniziali. Deve anche ricordare e segnalare con enfasi che diminuzioni, anche modeste, del peso corporeo migliorano l'intera sindrome metabolica e riducono il rischio cardiovascolare.

La sindrome metabolica con le sue conseguenze non è, però, il solo problema. L'obesità risulta un fattore di rischio anche per altri stati morbosi che concorrono alla diminuzione dell'aspettativa di vita correlata all'eccesso di peso.

### *Tumori*

Molte indagini epidemiologiche e cliniche hanno segnalato che l'obesità si associa a maggior incidenza di vari tumori.

Un'analisi importante è stata svolta, ad esempio, dai ricercatori dell'American cancer association. Lo studio ha dimostrato che la mortalità per tumori, negli Stati Uniti, è associata significativamente all'eccesso di peso ed è progressiva per progressivi valori di Imc. È stato calcolato che, ogni anno, circa 90.000 morti per tumori potrebbero essere evitate se si mantenesse il peso corporeo entro i valori di Imc 18,5-25.

Negli uomini obesi è maggiore l'incidenza di tumori della prostata e del colon-retto.

Nelle donne obese è maggiore la frequenza del cancro dell'endometrio, della mammella, dell'ovaio e della colecisti rispetto alle coetanee normopeso. La maggior incidenza di tumori del sistema riproduttivo nelle donne obese è da mettere in relazione con l'aumentata produzione di estrogeni da parte del tessuto adiposo. Il fenomeno è correlato al grado di obesità e può assumere particolare importanza nella postmenopausa, epoca della vita femminile specialmente esposta a questo tipo di neoplasie. Per quanto riguarda i tumori della mammella, è suggestiva l'associazione con l'obesità viscerale ed è significativa la correlazione con la quantità di grasso addominale.

Va anche ricordato che la prognosi dei tumori, in generale, è peggiorata da uno stato di obesità.

### *Respiro*

«Dannazione a quel ragazzo! Si è addormentato di nuovo». «Ragazzo davvero straordinario, questo», intervenne Mr. Pickwick. «Dorme sempre tanto?». «Dorme! Dorme sempre. Dorme in piedi e russa mentre serve a tavola». «Davvero strano!», fu il commento di Mr. Pickwick. «Sì, strano davvero... uno scherzo di natura! Qui, Joe... Joe... porta via questa roba e apri un'altra bottiglia... mi senti?». Il ragazzotto si alzò, aprì gli occhi, inghiottì l'enorme boccone di pasticcio che teneva in bocca quando si era abbandonato al sonno l'ultima volta e con gesti lenti si mise a eseguire gli ordini del padrone... gongolando tutto e gettando sguardi languidi sugli avanzi della festa.

Il passo di Charles Dickens (tratto da *Il Circolo Pickwick*) che descrive il grasso Joe e i suoi colpi di sonno ha ispirato l'espressione, «sindrome di Pickwick», con la quale si indica un quadro clinico di obesità, ipoventilazione respiratoria e sonnolenza diurna.

La maggior parte dei soggetti con sindrome di Pickwick soffre anche di un disturbo respiratorio grave noto come sindrome delle apnee ostruttive nel sonno (*Obstructive sleep apnea syndrome*, Osas).

L'insufficienza respiratoria è molto frequente nell'obesità, soprattutto nelle forme più gravi. Deve essere attribuita a difficoltà della funzione ventilatoria e ad alterazioni del rapporto ventilazione/perfusione. La sindrome delle apnee ostruttive nel sonno o malattia dei grandi russatori è tipica dell'obesità viscerale. È caratterizzata da un atto respiratorio inefficace per ostruzione dinamica delle vie respiratorie extratoraciche.

L'accumulo di tessuto adiposo nella regione perifaringea crea stenosi delle vie aeree superiori e rende più collassabili le pareti dell'ipofaringe. Questa flaccidità favorisce la fluttuazione delle pareti stesse al passaggio dell'aria, base meccanica del sonoro russare tipico della sindrome. L'apnea si produce perché le pareti faringee collassano, passivamente, durante l'inspirazione con conseguente ostruzione al passaggio dell'aria nelle vie respiratorie superiori. I movimenti della gabbia toracica e del diaframma non si accompagnano a flusso aereo e il soggetto ha l'atteggiamento tipico della fame d'aria.

L'accumulo di tessuto adiposo in sede intraddominale aggrava il quadro dell'insufficienza respiratoria perché riduce la mobilità del diaframma e la riserva respiratoria polmonare. Alcol, sedativi, ipnotici, fumo e ostruzioni nasali peggiorano i sintomi.

Anche nel soggetto normale possono comparire durante il sonno episodi di apnea (4-5 per notte), ma nei soggetti con sindrome delle apnee ostruttive il numero delle crisi può arrivare a qualche centinaio ogni notte. Ne conseguono ipossiemia, cioè riduzione dei valori di $PaO_2$ (pressione parziale dell'ossigeno nel

TAB. 8. *Sindrome delle apnee ostruttive nel sonno*

| |
|---|
| Sintomi notturni<br>– russìo intermittente<br>– interruzioni brusche del sonno con fame d'aria<br>– iperattività motoria notturna<br>– ipersudorazione notturna |
| Cefalea al risveglio |
| Stanchezza e sonnolenza diurna |
| Deficit cognitivi (memoria e concentrazione) |
| Disturbi della sessualità |

sangue arterioso), e ipercapnia, cioè aumento di quelli di $PaCO_2$ (pressione parziale dell'anidride carbonica nel sangue arterioso). Ricordiamo che i criteri emogasanalitici di insufficienza respiratoria sono: $PaO_2 < 55$ mmHg e $PaCO_2 > 45$ mmHg.

La polisonnografia è l'indagine che permette di registrare gli episodi apneici, la cui durata singola può toccare i sessanta secondi.

La riduzione dell'eccesso ponderale migliora drasticamente il quadro clinico i cui sintomi sono riassunti nella tabella 8.

### *Fegato*

Nell'obesità la steatosi del fegato è un fenomeno molto frequente. Ha ricevuto a lungo, però, poca attenzione. Sono recenti la sua rivalutazione fisiopatologica e clinica e il suo inquadramento nosologico con il nome di epatopatia steatosica non alcolica (*Non alcoholic steato-hepathitis*, Nash).

È noto da tempo che l'accumulo lipidico all'interno delle cellule epatiche è correlato all'eccesso di peso corporeo. È più recente la spiegazione fisiopatologica dell'epatopatia steatosica con l'aumentato flusso di Ffa dal tessuto adiposo viscerale.

Sono due le linee di rischio che accompagnano il fenomeno. La prima è quella strettamente epatica con il pericolo di un'evoluzione cronica dell'epatopatia steatosica fino alla cirrosi.

La seconda è quella collegata alla sindrome metabolica dove la Nash rappresenta il cofattore cruciale delle alterazioni di tutte le vie metaboliche che partono dal fegato o passano per tale organo.

Nei soggetti obesi, poi, è stata dimostrata da tempo una prevalenza elevata di colelitiasi per la quale i maggiori fattori di rischio erano riassunti dal vecchio adagio clinico: donna grassa, fertile, quarantenne. Dal *Nurse's health study* risulta non solo la stretta associazione obesità-colelitiasi, ma anche il fatto che il rischio di calcolosi biliare è correlato all'Imc, con un'incidenza che diventa molto elevata per valori di Imc superiori a 30.

I meccanismi che legano fra loro obesità, sindrome metabolica e colelitiasi non sono del tutto chiari. L'aumento del turnover del colesterolo, legato all'aumento del grasso corporeo, sembra l'ipotesi patogenetica più convincente. La produzione di colesterolo è correlata linearmente al grasso corporeo: per ogni kg di tessuto adiposo vengono sintetizzati 20 mg di colesterolo. Questo si ripercuote sull'escrezione biliare con conseguente maggior rischio di colelitiasi.

### *Articolazioni e ossa*

Non vi è soggetto obeso da molti anni che non sviluppi una patologia degenerativa osteoarticolare, in particolare delle anche e delle ginocchia.

Sono pochi gli studi accurati su questa complicanza, forse perché non incide significativamente sulla mortalità. Essa rappresenta, però, uno dei rischi maggiori di disabilità in età avanzata e, quindi, di peggioramento della qualità della vita e di aggravio dei costi socioeconomici.

Un problema particolare è l'osteoporosi. Si ritiene da tempo che il grasso corporeo sia un fattore di protezione contro l'osteoporosi-osteopenia, ma studi fisiopatologici recenti hanno considerato con maggior attenzione il problema della perdita relativa di massa magra nel soggetto obeso. L'attività del muscolo rappresenta uno dei fattori trofici più importanti per l'osso; il venir meno di questo effetto, anche a causa della sedentarietà, contribuirebbe a un maggior rischio di osteoporosi, specie nelle donne in età avanzata.

# 5. *L'obesità come problema estetico*

### *Un corpo sessualmente attraente... perché?*

Non c'interrogheremo qui sull'amore, sulla scelta del partner, sulle ragioni non ragioni del desiderio sessuale: perché proprio lui o lei, in quel momento della vita... né sul senso della bellezza e del gusto in termini filosofici.

Ci soffermeremo, invece, brevemente su una domanda di ordine sociobiologico, almeno in apparenza più semplice: quali sono le caratteristiche anatomiche che inducono la maggior parte degli uomini a giudicare più attraenti certe forme del corpo femminile rispetto ad altre? Non parleremo delle immagini maschili per le donne perché gli studi in proposito sono ancora scarsi e poco convincenti. Forse perché per una donna l'immagine fisica di un uomo ha un'importanza diversa, come sostengono alcuni; o forse perché la nostra cultura e la nostra scienza sono ancora segnate da una forte impronta maschile.

Secondo la psicologia evoluzionista, un corpo femminile appare al maschio sessualmente più attraente quando ha caratteristiche che segnalano una buona capacità riproduttiva. La distribuzione del grasso, ad esempio, è legata alla fertilità e la silhouette femminile giudicata sessualmente più attraente ha una forma a clessidra, con ghiandole mammarie ben sviluppate e depositi adiposi gluteofemorali adeguati a sostenere l'onere di gravidanze e allattamenti.

Si è ritenuto a lungo che il maggior potere di attrazione sessuale sia statisticamente associato soprattutto a un rapporto vita/fianchi (*waist/hip ratio*, circonferenza della vita/circonferenza dei fianchi) pari a 0,7 o prossimo a questo valore. È stato calcolato che icone della bellezza femminile, pur molto diverse fra loro, come la Venere di Milo, Kate Moss, Marilyn Monroe, Twiggy e Sophia Loren avessero tutte un rapporto vita/fianchi intorno a 0,7. Ma l'ipotesi che il rapporto vita/fianchi sia una determinante essenziale del potere di attrazione sessuale di una donna verso un uomo in quanto indice affidabile della sua capacità riproduttiva è stata contestata con un buon argomento: molte ragazze sofferenti di anoressia nervosa – quindi amenorroiche e infertili – hanno un rapporto vita/fianchi intorno a 0,7.

Un piccolo ma limpido studio sperimentale di qualche anno fa, pubblicato su «Lancet», ha proposto un'ipotesi diversa. A quaranta studenti maschi è stato chiesto di attribuire un punteggio di *sex appeal* a cinquanta immagini di corpi di coetanee, a colori, visti di fronte, presentati in ordine casuale. Le immagini erano dieci per ogni classe di Imc: emaciate (< 15), sottopeso (15-19), normopeso (20-24), sovrappeso (25-30) e obese (> 30). All'interno di ogni classe erano rappresentate figure con diversi rapporti vita/fianchi, da 0,68 a 0,90. Le teste non erano visibili. I ragazzi dovevano esaminare l'intero set prima di attribuire i punteggi di preferenza.

L'Imc è risultato un predittore della capacità di attrazione più importante del rapporto vita/fianchi. Le immagini femminili corrispondenti a valori di Imc fra 19 e 20 sono state giudicate quelle sessualmente più attraenti; il potere di attrazione scemava rapidamente per le immagini troppo magre (Imc al di sotto di 17) e più lentamente per quelle sovrappeso (Imc al di sopra di 25).

Nella figura 3, che riassume graficamente i risultati delle analisi statistiche, la linea continua indica i valori medi mentre le linee tratteggiate indicano i limiti dell'intervallo di confidenza

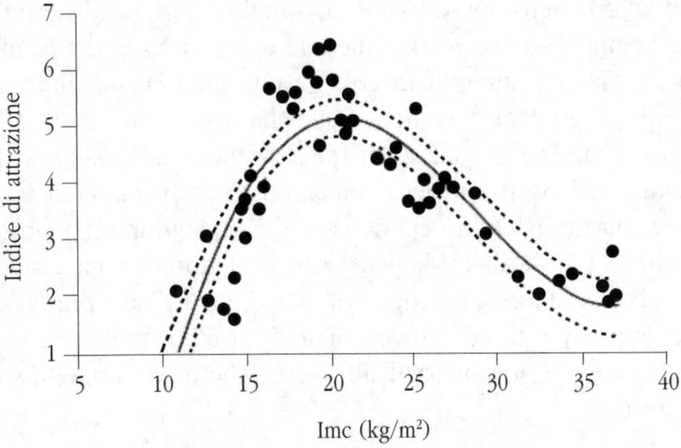


FIG. 3. Imc e potere di attrazione sessuale del corpo femminile.

*Fonte*: M.J. Tovée *et al.*, *Optimum body-mass index and maximum sexual attractiveness*, in «Lancet», 1998, 352, n. 9127, p. 548.

al 99% (99% è il grado di certezza dell'ipotesi che colloca la media della popolazione entro quell'intervallo).

Questo studio cambia l'indicatore di riferimento ma sembra confermare l'ipotesi di fondo della psicologia evoluzionista: il potere di attrazione sessuale legato all'immagine fisica femminile dipende soprattutto da caratteristiche morfologiche che segnalano una buona capacità riproduttiva. Come sappiamo, nelle società industrializzate moderne, l'Imc 19-20 è associato a un minor rischio di malattie obesità-correlate e a una più lunga aspettativa di vita. Inoltre, l'emaciazione e il sottopeso compromettono la capacità riproduttiva molto più del sovrappeso.

La piccola ricerca di Martin Tovée e collaboratori ha suscitato molto interesse e numerose citazioni. Tra i risultati indiretti ha confermato, se mai ce ne fosse stato bisogno, che una ragazza che si ammala di anoressia nervosa non cerca una magrezza attraente ma persegue, con ostinazione implacabile, un corpo sessualmente annientato e repellente.

Il lavoro però non è esente da limiti importanti. Due fra gli altri: il campione era poco numeroso e, soprattutto, era formato solo da giovani studenti di college che guardavano immagini di corpi di giovani coetanee. Come ha scritto Steven B. Halls in un commento, i risultati di questo studio non valgono per le donne nei confronti delle immagini di corpi maschili e non sono applicabili ad altre età della vita. E ha aggiunto con ironia, citando le parole di un amico: «The best thing about growing older, is that more and more of the opposite sex population looks attractive to me» («Invecchiando, la cosa migliore che mi accade è che le persone dell'altro sesso che trovo attraenti sono sempre di più»).

### *Disinvoltura o vergogna? Lo stigma sociale dell'obesità*

Il desiderio di cambiare il proprio aspetto fisico è un motore importante della decisione di dimagrire.

La maggior parte delle giovani donne con obesità di grado lieve (Imc 30-34,9) o medio (Imc 35-39,9) mette il fattore estetico al primo posto fra i motivi per perdere peso. Ma anche in soggetti così gravemente obesi (Imc ≥ 40) da rivolgersi alla chirurgia bariatrica le preoccupazioni per l'aspetto fisico costituiscono una giustificazione importante della scelta; lo ha segnalato fra gli altri uno studio recente coordinato da Thomas Wadden.

Il gruppo per il quale la questione del bello e del brutto sembra meno importante è quello degli uomini con obesità III (Imc ≥ 40) ultraquarantenni. Il problema dell'immagine, però, non è assente neanche in questa popolazione. Per esempio, in un campione di soggetti obesi studiato da Alan S. Levy e Alan W. Heaton, il 16% dei maschi adulti con obesità grave desiderava perdere peso, prima di tutto, per migliorare la propria immagine fisica.

Conosciamo persone che sembrano portare nel mondo il loro corpo obeso con disinvoltura, talora con una certa spavalda fierezza e a volte, perfino, con sovrana eleganza. Ma sono molto più numerose quelle che vivono il fatto di essere grasse con imbarazzo, disagio, vergogna, colpa. Perché? È stato sempre così?

La Venere (o, meglio, la Donna) di Willendorf fu trovata nel 1908 a poca distanza dalla città di Willendorf, in Austria. È il più famoso di una serie di manufatti simili che risalgono al Paleolitico superiore, scoperti in una vasta area che va dalla Siberia alla Francia e comprende anche l'Italia (Venere dei Balzi Rossi, Venere di Savignano). È tra le raffigurazioni più antiche di un essere umano: gli ultimi studi collocano la sua datazione tra 22.000 e 24.000 anni prima dell'era cristiana. Si tratta di una minuscola statuetta di pietra porosa, alta undici centimetri. Al tempo in cui fu scoperta conservava ancora tracce dell'ocra rossa con cui era stata dipinta: si pensa che il pigmento simbolizzasse il sangue mestruale. La figurina rappresenta una donna obesa, nuda, con seni soffici e pieni, addome, glutei e cosce molto grassi, vulva gonfia e pronunciata. Il volto non è disegnato ma è nascosto completamente dai capelli intrecciati (o da un copricapo?): secondo alcuni per sottolineare il senso di puro corpo, anonimo, senza identità. In effetti, la donna di Willendorf appare come il ritratto di una femminilità tutta biologica. È un'icona del sesso femminile – il timbro potente e primordiale della natura – piuttosto che del genere femminile, come chiamiamo oggi l'interpretazione socialmente condizionata del sesso biologico di appartenenza, il prodotto addomesticato della storia e della cultura. Veneri impudiche sono state definite queste figure preistoriche per contrapporle alle veneri pudiche dell'età classica e del rinascimento, l'Afrodite di Cnido, la Venere capitolina o quella di Botticelli, che nascondono i seni o almeno i genitali.

La donna di Willendorf non è gravida, è chiaramente obesa.

Per popolazioni di cacciatori-raccoglitori, l'obesità era di sicuro un privilegio rarissimo: è significativo il fatto che nessuna delle poche raffigurazioni paleolitiche di maschi ritrae corpi obesi. È plausibile interpretare le veneri del paleolitico come dee-madri, idoli della fertilità, tracce di un culto antichissimo dell'obesità femminile, intesa come garanzia di fecondità.

D'altra parte, nell'antichità classica, la parola latina *obesus* rimandava sì alla causa di quella condizione fisica (*ob-edere*, per via del mangiare) ma si coloriva anche, già, di un secondo significato dispregiativo: volgare, rozzo, ottuso.

Il disprezzo sociale per un corpo molto grasso non coincide però, di necessità, con l'idolatria della magrezza.

Nel mondo preindustriale una certa opulenza delle forme del corpo, soprattutto femminile, ha rappresentato a lungo l'ideale estetico prevalente: rifletteva un'idea di salute e ricchezza. Nelle società industriali moderne, invece, la magrezza, in particolare femminile, è diventata lo stereotipo dominante.

Con un autentico paradosso, nelle società contemporanee dell'opulenza e dell'iperconsumo un corpo grasso è giudicato in genere brutto; specialmente, ma non solo, per una donna giovane. E la magrezza è diventata un segno obbligatorio di distinzione sociale, nel senso così ben analizzato da Pierre Bourdieu nel libro *La distinction*.

Il medico Wilhelm Ebstein (1836-1912) classificava la *polisarcia adiposa* – uno dei nomi antichi dell'obesità – sulla base delle reazioni sociali all'individuo grasso e distingueva tre gradi di sovrappeso: degli invidiati, degli scherniti e dei compatiti.

Ai nostri giorni, in particolare nei paesi sviluppati, l'obesità è oggetto spesso di scherno, talora di compassione, certo non più d'invidia.

Pregiudizi negativi potenti e discriminazioni subdole sono segnalati da un gran numero di ricerche psicosociali sull'obesità.

Alcuni esempi di preconcetti diffusi:

– gli obesi sono privi di autodisciplina e di forza di volontà, pigri, poco coscienziosi, poco competenti, poco puliti, inaffidabili, instabili sul piano emotivo;

– pensano più lentamente, hanno minori capacità di attenzione e di concentrazione, hanno meno carisma e meno capacità di leadership;

– l'obesità è la conseguenza della loro debolezza morale e ne sono sostanzialmente colpevoli.

I pregiudizi cominciano presto. A tre anni i bambini attribuiscono più facilmente a un obeso che a un magro gli attributi spregiativi di bugiardo, pigro e vigliacco.

Nel 2001 è stato condotto uno studio su alunni di scuola media per valutare il loro atteggiamento nei confronti dei coetanei obesi e confrontare i dati con quelli ottenuti da una ricerca analoga che risaliva al 1961: a distanza di quarant'anni, la discriminazione verso l'obesità fra i giovanissimi è risultata molto peggiorata.

Ci si aspetterebbe dagli operatori della salute un atteggiamento più critico ed equilibrato. Invece, in campo sanitario – in particolare tra medici, dietisti, infermieri e studenti di medicina – pregiudizi e discriminazione verso l'obesità sono assai diffusi. Molti infermieri e infermiere vorrebbero non trattare mai soggetti obesi, provano repulsione nei loro confronti e preferiscono non toccarli.

A centinaia di medici statunitensi è stato chiesto di indicare le categorie di pazienti verso le quali provavano sentimenti più negativi. L'obesità è stata indicata al quarto posto dopo la tossicodipendenza, l'alcolismo e le malattie mentali! È stata associata a cattiva igiene, incapacità di aderire a ogni tipo di terapia, aggressività e perfino disonestà. In presenza di un paziente obeso la maggior parte dei medici di varie specialità evita di affrontare il problema peso per mancanza di tempo, senso di inutilità, impreparazione.

Anche le politiche sanitarie tendono a discriminare l'obesità. Esistono ormai prove ampie e convincenti del fatto che aiutare soggetti obesi a perdere peso consentirebbe ai sistemi sanitari nazionali ingenti risparmi. Eppure, la copertura delle spese mediche per la cura degli eccessi ponderali è ancora inconsistente: i sistemi sanitari di molte nazioni non prevedono trattamenti specifici per l'obesità e questi sono esclusi anche dalla maggior parte delle assicurazioni private.

Un aspetto ulteriore del problema s'incontra nel campo della ricerca scientifica.

In molti studi clinici o sperimentali i soggetti in eccesso di peso sono poco rappresentati o addirittura esclusi *a priori* (a meno che l'indagine non sia diretta all'obesità stessa). Un esempio: decine di migliaia di donne hanno partecipato allo studio longitudinale (in cui i gruppi in esame sono seguiti nel tempo e controllati periodicamente) *Women's health initiative*, finanziato da una prestigiosa istituzione americana (National institutes of health, Nih, l'istituto superiore di sanità degli Stati Uniti) e indirizzato a tumori, malattie del cuore e osteoporosi; a dispetto del fatto che le donne in eccesso di peso sono quelle più a rischio per molte delle malattie in esame, dal campione furono escluse in partenza le donne obese.

Non ci stupiremo, a questo punto, di scoprire che – a parità di classe sociale e d'impegno – gli studenti sovrappeso ricevono in media voti peggiori e sono più spesso esclusi dalle scuole d'élite. Le persone obese incontrano maggiori ostacoli nel trovare lavoro e sono collocate in posizioni meno prestigiose; sono penalizzate sia nelle retribuzioni che nelle promozioni e se vogliono prendere in affitto un appartamento incontrano resistenze maggiori. Uno studio condotto su molte migliaia di soggetti ha rilevato che le donne obese guadagnano in media il 12% in meno delle donne normopeso, a parità di tipo di lavoro. Sembra anche che abbiano minori opportunità di sposarsi e, perfino, di adottare bambini. Di certo, le donne obese hanno minori probabilità di quelle normopeso di sposare un uomo di classe sociale superiore alla loro.

In estrema sintesi, nell'universo contemporaneo sottomesso alla legge della magrezza, la povertà favorisce l'obesità e l'obesità rende più difficile uscire dalla povertà. Questo vale per gli uomini e, ancora di più, per le donne per le quali l'aspetto fisico è un *atout* sociale di maggior rilievo.

L'atteggiamento delle società occidentali verso gli obesi appare, dunque, tristemente analogo a quello descritto mezzo secolo fa da Erving Goffman a proposito della stigmatizzazione dei malati di mente in *Asylums. Le istituzioni totali: la condizione sociale dei malati di mente e di altri internati.*

Può essere utile ricordare, in termini generali, in che cosa consiste il processo dello stigma sociale. Si fonda sul discredito sistematico di alcuni individui, designati dall'opinione pubblica come anormali a causa delle loro differenze rispetto ad altri classificati invece nella norma. Lo stigma motiva e giustifica la svalutazione, il disprezzo e le discriminazioni negative. È interessante notare che, in una circolarità viziosa, gli stessi soggetti stigmatizzati finiscono per perdere non solo il potere ma anche il desiderio di reagire e aderiscono, più o meno consapevolmente, al pensiero egemone. Forse nella speranza di non aggravare la loro condizione di marginalità e di *normalizzarsi* se non altro unendosi al disprezzo dei normali per la loro diversità.

È per queste vie che lo stigma sociale finisce per generare, in chi ne è vittima, una disistima di sé profonda e tenace per quanto irrazionale.

### *Immagine del corpo*

L'espressione «immagine del corpo» è stata introdotta dallo psicanalista Paul Schilder tra gli anni Venti e i Trenta del Novecento. Intendeva indicare «il quadro mentale che ci facciamo del nostro corpo, vale a dire il modo in cui il corpo appare a noi stessi». Si riferisce quindi alla rappresentazione mentale che ciascuno di noi ha del proprio aspetto fisico e alla relazione, conscia e inconscia, che ogni individuo ha con esso.

Tale relazione non si limita alle percezioni visive che costituiscono solo una delle componenti in gioco: anche un cieco dalla nascita ha una rappresentazione mentale del suo corpo. L'immagine del corpo è un costrutto mentale complesso al quale contribuiscono sensazioni, emozioni, pensieri e giudizi di valore; esercita una pesante influenza su comportamenti e scelte di vita.

Che caratteristiche ha l'immagine del corpo di soggetti obesi? Le prime osservazioni sistematiche sui problemi d'immagine corporea legati all'obesità risalgono agli anni Sessanta del Novecento.

Nel 1967, Albert Stunkard e Myer Mendelson osservarono sull'«American Journal of Psychiatry» che in alcune persone obese, ma non in tutte,

> il disturbo dell'immagine corporea assume la forma di una preoccupazione opprimente per la propria obesità, tale da oscurare ogni altra caratteristica personale. Non fa nessuna differenza che la persona sia di talento, in salute o intelligente: il peso è il suo unico pensiero e vede il mondo intero in termini di peso corporeo.

Nei quarant'anni successivi il problema è diventato solo più frequente: l'idolatria della magrezza – in particolare femminile – si è accentuata e diffusa in molti paesi del mondo e in tutte le classi sociali.

Come classificare, cioè come chiamare in termini diagnostici, i casi di obesità in cui imbarazzo, disagio, vergogna, repulsione per il proprio corpo sono specialmente accentuati, tanto da provocare sofferenze importanti e da costituire un ostacolo serio alle relazioni sentimentali, sociali e lavorative?

La nosografia psichiatrica contempla un solo tipo di disturbo dell'immagine del corpo, quello legato a difetti fisici del tutto immaginari o che agli occhi dei più appaiono insignificanti. È la dismorfofobia descritta da Enrico Morselli alla fine del secolo scorso e presente nel *Diagnostic and statistical manual of mental disorders* quarta edizione (Dsm-IV), redatto dall'Apa, l'Associazione degli psichiatri americani, come categoria diagnostica autonoma sotto il nome *Body dysmorphic disorder* (disturbo di dismorfismo corporeo).

In anni recenti, sono stati proposti dalla psicopatologia anglosassone due nuovi concetti, più generali e sostanzialmente sovrapponibili fra loro: disturbo dell'immagine del corpo (*body image disorder* o *body image disturbance*) e immagine negativa del corpo (*negative body image*). Lo scopo di queste operazioni linguistico-concettuali è stato quello di comprendere insieme, sotto la stessa definizione complessiva, tutti i casi nei quali il disagio del corpo acquista intensità patologiche, cioè crea una grave sofferenza soggettiva e limitazioni importanti nella vita. L'espressione *tutti i casi* raccoglie sia quelli nei quali il difetto fisico è immaginario o insignificante (e allora si parla di disturbo di dismorfismo corporeo), sia quelli nei quali il malessere è legato a un difetto fisico reale ed evidente (anomalie congenite, malattie o esiti di malattie sfiguranti, terapie e interventi chirurgici mutilanti, obesità, ecc.) ed è vissuto con particolare difficoltà.

I limiti dei concetti nosografici appena elencati risiedono nella mancanza di criteri diagnostici ben definiti che consentano di distinguere in modo univoco e non troppo arbitrario un disagio *normale* da uno *patologico*.

Queste debolezze teoriche si riflettono anche nei limiti dei test che sono stati costruiti per tentare di misurare – in senso psicometrico – i disturbi dell'immagine del corpo.

### *Come misurare i disturbi dell'immagine del corpo nelle persone obese?*

Gli strumenti psicometrici che sono stati costruiti in gran numero per affrontare questo problema possono essere raggruppati in tre categorie principali:

1. reattivi mentali che misurano la percezione delle dimensioni del proprio corpo, del corpo di altre persone e di oggetti inanimati (che, quindi, mettono in evidenza eventuali distorsioni percettive);

2. strumenti che misurano la distanza da un'immagine ideale del corpo (ossia la differenza fra le caratteristiche corporee che il soggetto si attribuisce e quelle a suo giudizio ideali);

3. questionari, infine, che esplorano atteggiamenti verso l'immagine del corpo, non occasionali ma persistenti nel tempo (ad esempio, l'insoddisfazione rispetto ad essa, il bisogno di evitare di esporsi allo sguardo degli altri, ecc.).

La maggior parte delle ricerche si è fermata a studiare le distorsioni percettive e l'insoddisfazione, misurata quest'ultima attraverso questionari o serie di silhouette fra le quali scegliere «come sono» e «come vorrei essere». L'esperienza clinica dimostra però che l'atteggiamento verso l'immagine del corpo (*attitudinal body image*) è un concetto multidimensionale che include molti elementi cognitivo-valutativi, emotivi e comportamentali intrecciati insieme.

Il malessere legato all'immagine del proprio corpo può determinare comportamenti di evitamento, fino alla fobia sociale e di controllo compulsivo, ad esempio lunghe e penose autosservazioni allo specchio. Aspetti importanti ma poco esplorati negli studi psicometrici sull'argomento sono poi i vissuti di distacco e di estraneità del corpo, fino al grado estremo della depersonalizzazione somatopsichica, sensazione penosa e carica d'angoscia di non riconoscimento del corpo come proprio.

Il malessere legato all'immagine di sé comprende, dunque, varie dimensioni da affrontare globalmente non solo sul piano terapeutico ma anche su quello della valutazione psicometrica.

Gli strumenti per lo studio dell'immagine del corpo sono stati applicati finora soprattutto a casi di disturbo di dismorfismo corporeo, anoressia nervosa e bulimia nervosa. Per quanto riguarda l'obesità, condizione in sé non psichiatrica, gli studi psicometrici sui disturbi dell'immagine del corpo e sulle loro relazioni con gli stili alimentari sono ancora largamente insufficienti ma cominciano a fornire alcune indicazioni utili, ad esempio sui cosiddetti modulatori psicosociali del malessere legato all'aspetto fisico.

### *Fattori psicosociali del disagio del corpo nell'obesità*

Riassumiamo nella tabella 9 i fattori che secondo molti studiosi accentuano l'insoddisfazione estetica e il disagio associati al sovrappeso. È utile precisare qualche punto rispetto alle variabili ivi elencate.

Per quanto riguarda il genere, gli uomini sovrappeso sono in media meno insoddisfatti per l'aspetto fisico delle donne sovrappeso, soprattutto quando riescono a vedersi *grandi e forti*. Studi condotti su popolazioni bianche di paesi industrializzati hanno trovato che, in media, una giovane donna comincia a considerarsi sovrappeso quando il suo corpo raggiunge il 90% circa del suo peso ideale: un uomo, invece, comincia a sentirsi grasso solo a partire dal 105%. Si deve aggiungere, però, che il disagio del corpo nel genere maschile è stato sottovalutato perché si sono utilizzati strumenti identici o troppo simili a quelli costruiti per giovani donne. L'immagine fisica ideale per molti maschi è un corpo imponente, con una forma a V – fianchi stretti e spalle larghe – muscoloso e virtualmente privo di grasso.

TAB. 9. *Fattori associati a maggiore insoddisfazione del corpo nell'obesità*

| |
|---|
| Genere femminile |
| Giovane età |
| Insorgenza precoce dell'obesità (in età evolutiva) |
| Esperienze ripetute di derisione e giudizi negativi |
| *Binge eating*[a] |
| Etnia caucasica |
| Classe sociale elevata |

[a] Con l'espressione *binge eating* si allude a crisi di ingordigia incontrollabile, su cui ci si soffermerà nelle pagine successive.

L'orientamento del desiderio sessuale è un modulatore ulteriore. Secondo alcune ricerche gli uomini omosessuali cercano una magrezza maggiore degli eterosessuali. Il contrario avverrebbe per le donne.

Gli stereotipi che imperano nella moda e nello spettacolo, amplificati dalla pubblicità e dai media in genere, hanno responsabilità importanti nella creazione e nel mantenimento dello stigma sociale del sovrappeso, soprattutto femminile.

Qualche dato per riflettere. Una generazione fa la media delle modelle americane pesava l'8% in meno della media delle donne americane della stessa età; ora pesa il 23% in meno. La forbice fra corpo reale e ideale si è divaricata.

Nel dicembre del 2002 Martin Voracek e Maryanne Fisher hanno pubblicato sul «British Medical Journal» uno studio sulle misure fisiche delle *playmates*, 577 modelle comparse nel paginone centrale della rivista «Playboy» dal 1953 al 2001. Per tutte le ragazze sono state estrapolate le misure relative ad altezza, peso e circonferenze del torace, della vita e dei fianchi. A partire da questi dati sono stati calcolati l'Imc, i rapporti fra le diverse circonferenze e un indice di androginia (*androgyny index*) calcolato proprio sulla base di tali rapporti e assunto come misura del grado di non differenziazione tra forme del corpo femminili e maschili. Nell'arco di quasi mezzo secolo, l'unico dato che non è cambiato è stato il peso: le *playmates* degli anni Novanta pesavano come quelle degli anni Cinquanta. Ma l'altezza è aumentata e quindi l'Imc è diminuito, da circa 20 negli anni Cinquanta a circa 18 negli anni Novanta. Le circonferenze del torace e dei fianchi sono diminuite mentre quella della vita è aumentata; è aumentato anche, di conseguenza, l'indice di androginia.

L'articolo ha interpretato l'evoluzione di queste misure come indicatore di un cambiamento parallelo dei canoni estetici: nel corso del tempo, il corpo femminile ideale sarebbe diventato via via più magro e meno differenziato da quello maschile.

Risultati analoghi sono stati ottenuti studiando le misure fisiche delle concorrenti per Miss America o Miss Italia. E si ritrova la stessa linea di tendenza confrontando le circonferenze del torace, della vita e dei fianchi di tre donne-simbolo degli anni Cinquanta, Sessanta e Novanta: Marilyn Monroe (cm 94, 58, 91), Twiggy (cm 81, 56, 81) e Kate Moss (cm 84, 58, 89). L'indice di androginia delle ultime due, inoltre, risulta sensibilmente maggiore di quello di Marilyn Monroe.

Quanto all'età, ricercatori come Thomas Cash hanno suggerito una distinzione, schematica ma utile, fra il giudizio estetico sul proprio corpo e l'importanza attribuita ad esso. Il declino degli anni rende fatalmente peggiore, in genere, il giudizio sulla propria immagine fisica. Ma invecchiando si tende anche a dare minore importanza all'immagine del corpo o, forse più esattamente, un'importanza diversa. Negli studi sull'immagine del corpo in età avanzata è opportuno dunque che gli strumenti psicometrici utilizzati siano in grado di distinguere il giudizio sulla propria immagine dal tipo di importanza soggettiva attribuita ad essa. Per molte donne il problema dell'aspetto fisico acquista con la vecchiaia una posizione diversa che si riflette, secondo la ricercatrice australiana Marika Tiggemann, nella variazione di alcuni indici di importanza del corpo: la stima di sé legata all'immagine fisica, la tendenza all'autoggettificazione, il controllo continuo del corpo. Soffermiamoci brevemente su questi tre punti.

In una donna, di solito, il grado di correlazione tra stima di sé e capacità di essere sessualmente attraente è maggiore nell'adolescenza e nella giovinezza per diminuire nelle età successive. Soprattutto nelle società occidentali, il corpo femminile è stato considerato sempre di più come un oggetto da guardare e da giudicare. Seguendo il vettore di questa pervasiva *oggettificazione* del corpo le donne hanno finito per assumere come propria la prospettiva dell'osservatore del loro sé fisico con il risultato di considerarsi, prima di tutto, come un prodotto, da guardare e da giudicare sulla base dell'apparenza.

All'autoggettificazione si legherebbero, secondo la Tiggemann, il monitoraggio continuo del proprio aspetto fisico, l'ansia e la vergogna all'idea di esporsi allo sguardo degli altri e quei disturbi dell'alimentazione che vengono messi così spesso in campo per tentare di contrastare le preoccupazioni relative all'aspetto e al mostrarsi.

La tendenza all'*autoggettificazione* raggiungerebbe il massimo grado nel periodo riproduttivo, subito dopo la pubertà, mentre l'invecchiamento e il decadimento fisico diminuirebbero la possibilità di oggettificazione sessuale e consentirebbero una certa emancipazione dal giudizio esterno e dalla necessità di esercitare un controllo costante sul corpo. Una forma attenuata di tale tendenza sarebbe comunque riscontrabile nell'attenzione che molte donne anziane attribuiscono all'abbigliamento e ai suoi accessori: Kevin Thompson ha parlato a riguardo di *controllo secondario*.

Marika Tiggemann e Jessica Lynch hanno sostenuto che l'immagine corporea dell'anziano è il risultato di una sorta di bilanciamento tra fattori con effetti a contrasto: i processi di invecchiamento e decadimento rappresentano un motivo di insoddisfazione crescente rispetto agli ideali estetici correnti; ma la tendenza a investire su qualità alternative e a dar meno importanza al proprio aspetto fisico lenisce il disagio.

Le persone sovrappeso non ammettono sempre con franchezza la loro insoddisfazione estetica. Un indicatore indiretto è offerto dalla distanza fra peso reale e peso desiderato, cioè dalle aspettative espresse in termini di calo ponderale atteso.

Tra il 1999 e il 2001 è stata condotta in Italia una vasta ricerca multicentrica sull'obesità e la qualità della vita (*Studio Quovadis*). Sono stati coinvolti 25 centri ospedalieri e universitari e sono stati raccolti dati relativi a una vasta popolazione di pazienti obesi in cerca di aiuto medico. Fra l'altro, sono state studiate le aspettative di perdita di peso in 1.891 soggetti (1.473 donne), età media 45 anni e valore medio di Imc intorno a 38.

Il peso sognato è risultato, in media, quello corrispondente a un valore di Imc di 26, per raggiungere il quale sarebbe stato necessario perdere il 32% del peso di partenza. Il peso massimo accettabile è risultato, in media, quello relativo a un Imc di 29, pari a un calo ponderale del 23%. Questi dati numerici mostrano bene l'ampiezza della forbice tra peso reale da un lato e peso ideale o peso massimo accettabile dall'altro, misurano con chiarezza il grado di insoddisfazione corporea presente in molti soggetti obesi e indicano quanto siano diffuse aspettative di calo ponderale che dobbiamo giudicare irrealistiche se le confrontiamo con i risultati che i trattamenti medici dell'obesità riescono, per lo più, a conseguire.

In quello stesso campione, costituito soprattutto da pazienti di mezza età con obesità di grado elevato, la preoccupazione per la salute presente o futura è stato il più frequente motivo dichiarato per perdere peso. Ma in molti altri casi sono state messe al primo posto le insoddisfazioni estetiche, soprattutto da donne giovani, con gradi minori di obesità e storie di diete cominciate presto.

Gradi minori di obesità... Il disagio del corpo non è proporzionato all'entità del sovrappeso. Un'altra prova, se mai ce ne fosse bisogno, del fatto che l'immagine del corpo, la sua rappresentazione mentale e l'alone emotivo e i giudizi di valore che l'accompagnano, sono legati solo in parte alla morfologia oggettiva.

Diete cominciate presto... L'età in cui il peso comincia ad essere un problema influisce sull'insoddisfazione del corpo? Negli anni Sessanta del Novecento ad Albert Stunkard sembrò che il disturbo dell'immagine del corpo fosse più intenso in soggetti nei quali l'obesità era insorta negli anni dell'infanzia o in quelli dell'adolescenza. I due ricercatori notarono anche che gli stessi individui ricordavano spesso di essere stati oggetto di derisione e di giudizi negativi, in famiglia o al di fuori di essa, ad esempio nel gruppo dei coetanei.

Vari studi successivi hanno sostenuto le stesse ipotesi. Per esempio, Jane Wardle e collaboratori, in una ricerca condotta su 105 donne inglesi obese, hanno trovato che il gruppo con esordio precoce, prima dei 16 anni, presentava maggiore insoddisfazione del corpo (indipendente dal valore reale di Imc), minore stima di sé e memorie più frequenti di derisione.

Anche la durata complessiva dell'obesità conterebbe, in un senso non favorevole. Donne sovrappeso da sempre presentano punteggi più bassi, cioè peggiori, al test Body esteem scale che misura il grado di soddisfazione del corpo. Il risultato ha suggerito l'idea che la durata dell'obesità abbia un impatto cumulativo negativo sull'apprezzamento del proprio aspetto fisico in età adulta.

Infine, il *Binge eating disorder*, l'obesità complicata sul piano delle condotte alimentari da frequenti abbuffate compulsive (espressione efficace per tradurre *binge eating*): le preoccupazioni per l'immagine del corpo non figurano fra i criteri diagnostici Dsm-IV per questa sindrome. Ma molti clinici ritengono che gli attacchi di ingordigia irrefrenabile siano quasi sempre collegati a un disagio del corpo più grave. E sono ormai numerose le conferme di tipo sperimentale: un'immagine negativa del corpo sembra una caratteristica essenziale dell'obesità complicata da *Binge eating disorder*, sia negli uomini che nelle donne. Per sottolineare il carattere cumulativo e la tessitura comune dei fattori di rischio, ricordiamo, per inciso, che nei *binge eaters* l'obesità ha un'età d'insorgenza in media più precoce rispetto agli obesi *non-binge eaters*.

Il rifiuto di un corpo obeso è maggiore nelle classi sociali più elevate ed è diverso in etnie e culture diverse. Nelle società multietniche è importante, peraltro, non attribuire a fattori razziali differenze legate soprattutto alla classe socioeconomica.

Negli Stati Uniti, molti studiosi sostengono da tempo che le donne afroamericane ricevono minori sollecitazioni alla magrezza e, se obese, riferiscono in media una sofferenza minore delle donne caucasiche e ispaniche della stessa età. Tuttavia, l'assunto secondo il quale le popolazioni bianche sono quelle che soffrono di più di disturbi dell'alimentazione e dell'immagine del corpo merita di essere riesaminato criticamente per almeno tre ordini di motivi:

1. gli studi di confronto interculturale sono ancora insufficienti per numero e per qualità e non consentono generalizzazioni convincenti;

2. gli strumenti psicometrici costruiti e validati in culture occidentali non possono essere applicati direttamente in contesti diversi;

3. è essenziale distinguere l'*etnia d'origine* dall'*identificazione etnica*, studiare con cura gli effetti dei processi migratori e le differenze fra prime e seconde generazioni di immigrati.

*Perdere peso migliora il disagio del corpo?*

È noto che perdite di peso stabili dell'ordine del 5-10% si associano già a miglioramenti significativi delle malattie obesità-correlate e possono essere considerate come successi dal punto di vista medico. Ma per la maggior parte delle persone obese rappresentano risultati del tutto insoddisfacenti: le attese sono maggiori e profondamente legate al fattore *immagine del corpo*.

È sorprendente il fatto che – a dispetto dell'importanza del fattore estetico nella motivazione alla dieta – manchino finora studi vasti e accurati sui cambiamenti a breve, medio e lungo termine dell'immagine del corpo in persone obese che seguono programmi per perdere peso.

È vero che qualche autore ha riportato una diminuzione dell'insoddisfazione per il proprio aspetto fisico subito dopo cali ponderali importanti, ottenuti con interventi chirurgici o con diete fortemente restrittive. Di solito, però, si tratta di studi con *follow-up* piuttosto brevi. È noto che nell'obesità le perdite di peso sono quasi sempre temporanee. Possono rimanere stabili i cambiamenti dell'immagine del corpo a dispetto di un recupero del peso o di una storia di *weight cycling*? È davvero difficile supporlo. Inoltre, non può essere dato per certo che la perdita di peso basti sempre a migliorare il rapporto con il corpo.

Thomas Cash e altri ricercatori hanno riferito che alcune persone obese, dopo aver perso peso ed essere rientrate nell'area della normalità, continuano a rispondere ai questionari sull'immagine del corpo in modo più vicino ai soggetti obesi che a quelli normopeso. Gli autori del lavoro parlano, in proposito, di *vestigial effect*, traccia residua.

Capitano all'osservazione clinica persone che dopo una drammatica perdita di peso, ad esempio grazie a un intervento di chirurgia bariatrica, sviluppano sentimenti di penosa estraneità per il loro nuovo corpo oppure un disturbo anoressico o bulimico, indice anch'esso di un grave disagio legato al sembiante.

Insoddisfazione sopraggiunta o preesistente e persistente? Sono tutt'altro che rari, del resto, anche i passaggi inversi, nel corso di una stessa vita, dall'anoressia alla bulimia e, infine, all'obesità. È lecito supporre che, almeno in alcuni casi, un grave disagio del corpo preceda l'obesità, contribuisca alla sua insorgenza, trovi in tale condizione un fattore difensivo e sopravviva a una eventuale perdita di peso.

È possibile che l'esordio precoce, in età evolutiva, renda l'insoddisfazione del corpo più tenace e persistente – anche a dispetto di eventuali perdite di peso – e che questo accada, come è stato segnalato, anche in etnie diverse da quella bianca.

Il calo ponderale, dunque, ha effetti solo parziali, non lineari e comunque poco prevedibili sull'immagine del corpo dei soggetti obesi.

Del resto, a parte gli effetti del calo ponderale, la relazione fra Imc e disagio del corpo non mostra mai una correlazione lineare positiva, né nella nostra cultura né in altre. Lo ha dimostrato bene anche lo studio condotto nel 1999 nelle isole Fiji da un gruppo di ricerca guidato da Anne Becker, antropologa dell'Harvard medical school.

Alla fine del Novecento, in quell'arcipelago vicino alla Nuova Zelanda, sono avvenuti cambiamenti socioeconomici notevoli e nel 1995 è stata impiantata la prima stazione televisiva che ha cominciato a trasmettere programmi occidentali realizzando, secondo l'espressione della Becker, un ennesimo caso di colonizzazione mediatica.

Sull'arco breve di una decina d'anni, in un campione di donne fijiane, è stato riscontrato un drammatico aumento dei casi di sovrappeso/obesità (prevalenza complessiva: 84%). Nello stesso tempo, sono cambiati gli ideali estetici relativi alle forme e al peso del corpo e la magrezza ha preso il posto più alto, prima occupato da una certa opulenza. Si è diffusa una profonda insoddisfazione per l'immagine fisica, non correlata al peso corporeo oggettivo.

Alla luce di questi dati, potrebbero sembrare auspicabili programmi terapeutici in cui si persegua, insieme, sia un ragionevole calo ponderale che un miglioramento del rapporto con l'immagine del proprio corpo. Tanto più che un'insoddisfazione persistente del corpo può contribuire a un recupero del peso perduto.

Elena Ramirez e James Rosen hanno trovato, però, che aggiungere un intervento di *body image therapy* di tipo cognitivo-comportamentale a un programma per il trattamento dell'obesità non migliora i risultati complessivi né la tenuta degli stessi, sia per quanto riguarda il peso sia per l'insoddisfazione estetica. Un recente studio pilota sugli effetti a breve e medio termine di un trattamento psicoterapeutico diretto a promuovere l'accettazione di moderate perdite di peso (dal 5 al 10%) ha segnalato, invece, che una maggior soddisfazione per i pur modesti risultati si associa a una maggiore stabilità degli stessi.

Siamo ancora all'alba delle conoscenze e delle possibilità d'interventi utili in questo campo.

# 6. *Perdere peso: quanto? come?*

## *La «sindrome dello yo-yo» e l'opzione 10%*

La storia naturale dell'obesità è caratterizzata da un aumento di peso progressivo, un anno dopo l'altro. Il ricorso alle diete tende a spezzare il processo e a produrre diminuzioni quasi sempre temporanee, seguite da incrementi che oltrepassano, prima o poi, anche il peso che precedeva la dieta. È il quadro noto come «sindrome dello yo-yo» – *weight cycling syndrome* degli autori di lingua inglese – ed è l'eventualità più frequente nella storia di persone che abbiano lottato contro l'obesità nel corso dell'ultimo mezzo secolo. È possibile che la sindrome dello yo-yo sia un fattore di rischio per la salute più grave di un eccesso ponderale stabile anche perché, dopo ogni ciclo discesa-risalita, la composizione corporea tende a peggiorare con un aumento della massa grassa e una riduzione del metabolismo.

Sul piano psicologico la sindrome dello yo-yo è stata ribattezzata da Janet Polivy e Peter Herman «sindrome della falsa speranza». L'espressione riassume quella sorta di coazione a ripetere in virtù della quale un individuo continua a tentare la stessa operazione che ha già fallito più volte, senza cambiamenti sostanziali né di metodo né di posizione soggettiva e, quindi, senza che nulla renda meno improbabile lo scacco. Interrompere questi processi e fermare la progressione del peso è già un primo risultato positivo. Raggiungere stabilmente valori di peso corporeo normali (Imc che cade nell'intervallo compreso fra 18,5 e 25) è l'obiettivo ideale: purtroppo improbabile nella maggior parte dei casi.

Ma allora, quando possiamo definire riuscito un intervento terapeutico per il sovrappeso o l'obesità? La durata nel tempo è un criterio essenziale. Alcuni clinici fondano la definizione di successo sul mantenimento per almeno cinque anni del calo ponderale programmato. Altri osservano che se guarire dall'obesità significasse raggiungere il peso ideale e mantenerlo per almeno cinque anni, dovremmo concludere che è più probabile guarire dalla maggior parte delle neoplasie maligne che dall'obesità: fallimenti, ricadute in corso d'opera e recidive dopo aver toccato la meta superano il 90% dei casi.

Forse dobbiamo cercare un metro di valutazione delle cure più ampio e più duttile, capace di tener conto delle molte variabili che fanno del sovrappeso uno stato morboso.

Su un punto abbiamo ormai pochi dubbi: se una persona sovrappeso perde chili la sua salute ne trae vantaggi. Abbracciando questa tesi, potremmo scegliere di misurare i risultati dei trattamenti dell'obesità su parametri clinici piuttosto che sull'entità del calo ponderale: da un punto di vista medico, la perdita di peso è solo uno strumento.

La tabella 10 riassume i principali obiettivi clinici che dovrebbero ispirare gli interventi.

Abbiamo ricordato più volte l'importanza della circonferenza della vita, indice fedele dell'entità del grasso viscerale. Il tessuto adiposo viscerale è il maggior fattore di rischio, specie cardiovascolare. La sua riduzione, anche modesta, si associa a miglioramenti rapidi e significativi del quadro metabolico, emodinamico e respiratorio. I cambiamenti della circonferenza della vita misurano – assai più delle variazioni del peso – il grado di approssimazione agli obiettivi clinici appena elencati: i valori dovrebbero scendere al di sotto di 102 cm negli uomini e di 88 cm nelle donne e il rapporto fra la circonferenza della vita e quella dei fianchi al di sotto di 1,0 o di 0,85, rispettivamente nei due sessi.

TAB. 10. *Obiettivi clinici del trattamento del sovrappeso e dell'obesità*

| Bersagli | Parametri |
|---|---|
| Grasso viscerale | Riduzione della circonferenza della vita |
| Ridotta tolleranza glucidica, diabete di tipo 2 | Normalizzazione o significativo miglioramento della glicemia a digiuno; riduzione dell'emoglobina glicosilata; sospensione dei farmaci antidiabetici o riduzione della loro dose giornaliera |
| Ipertensione arteriosa | Normalizzazione o miglioramento della pressione arteriosa; sospensione dei farmaci antipertensivi o riduzione della loro dose giornaliera |
| Iperlipidemia | Normalizzazione o miglioramento dei livelli dei lipidi nel sangue; sospensione dei farmaci diretti a correggere la dislipidemia o riduzione della loro dose giornaliera |
| Sindrome delle apnee ostruttive nel sonno | Scomparsa o miglioramento delle apnee notturne; scomparsa o miglioramento della sonnolenza diurna e dei sintomi della sindrome di Pickwick |
| Patologia osteoarticolare | Miglioramento dei dolori e della mobilità articolare; sospensione dei farmaci antidolorifici e antinfiammatori o riduzione della loro dose giornaliera |
| Funzione sessuale e riproduttiva | Miglioramento della sessualità; nelle donne regolarizzazione del ciclo mestruale |
| Aspetti psicosociali | Miglioramento dei disturbi psicopatologici (immagine negativa del corpo, ansia, depressione) e della qualità della vita; sospensione degli psicofarmaci o riduzione della loro dose giornaliera |

Cos'è l'emoglobina glicosilata o glicata ($HbA_{1c}$)? È la quota di emoglobina legata a molecole di glucosio: è più alta del normale (4-6% del totale) in soggetti diabetici con iperglicemia cronica e riflette la qualità del controllo glicemico che il paziente ha avuto nei due-tre mesi precedenti il test. Cali ponderali anche modesti aiutano a prevenire il diabete di tipo 2 associato all'obesità, offrono un contributo prezioso al controllo glicemico nelle persone sovrappeso che hanno già sviluppato tale patologia (segnalata dalla diminuzione dei valori di $HbA_{1c}$) e consentono una riduzione dei farmaci antidiabetici. Ricordiamo, come nota a margine, che si parla di diabete mellito quando la glicemia supera 126 mg/dl a digiuno e 200 mg/dl due ore dopo un carico orale di glucosio (somministrazione di 75 g di glucosio sciolto in 300 ml d'acqua, dopo una notte trascorsa senza aver assunto alimenti). Si parla invece di ridotta tolleranza al glucosio per valori a digiuno compresi fra 100 e 126 e, dopo carico orale, fra 140 e 199. È utile segnalare che in molti soggetti obesi il diabete di tipo 2 insorge in modo insidioso, senza presentare i classici sintomi della sete tenace e dell'urinazione abbondante: sono indispensabili analisi di laboratorio precoci e ripetute.

Per quanto riguarda le funzioni sessuali e riproduttive, ricordiamo che un eccesso di massa grassa le danneggia, sia negli uomini che nelle donne. Per queste ultime, in particolare, le irregolarità del ciclo mestruale obesità-correlate riguardano sia la fase estrogenica che quella luteinica: diminuzioni di peso, anche modeste, hanno reso possibili a molte donne gravidanze desiderate per anni invano.

Per le artropatie degenerative, invece, il discorso è diverso. Il miglioramento della mobilità articolare si lega in modo diretto all'entità del calo ponderale e impone la maggior perdita possibile di peso. In casi gravi di artrosi delle anche (coxartrosi) e delle ginocchia (gonartrosi) si può rendere necessario il ricorso a interventi chirurgici ortopedici che esigono comunque un certo calo ponderale. D'altra parte, questo problema colpisce soprattutto donne in età avanzata, con obesità di vecchia data, ridotte ormai a un'attività fisica modestissima. La loro capacità di dispendio energetico è bassa e la perdita di peso diventa specialmente difficile. Sono situazioni nelle quali può essere d'aiuto, a volte, un pallone intragastrico. Il pallone intragastrico viene introdotto per via endoscopica e mantenuto per circa sei mesi. Durante tale periodo – soprattutto nei primi quattro mesi – può essere di valido aiuto alla insostituibile dietoterapia.

Gli aspetti psicosociali, infine, pongono problemi complessi. È vero che perdere peso – anche poco – sembra comportare per molte persone un certo miglioramento del tono dell'umore, del rapporto con l'immagine fisica di sé e di quegli aspetti del funzionamento fisico, psichico e sociale che si riassumono nell'espressione «qualità della vita». Ma è anche vero che in questo campo la soggettività individuale diventa determinante e gli effetti delle cure sono molto meno prevedibili. Per fare un solo esempio, l'insoddisfazione e il disagio legati alla propria immagine non peggiorano secondo un rapporto lineare con il grado di sovrappeso né, di certo, migliorano in misura proporzionale ai chili persi.

Torniamo alla domanda: quando possiamo definire riuscito un intervento terapeutico per il sovrappeso o l'obesità? Ricerche longitudinali accurate invitano a considerare un calo ponderale del 10% (o, perfino, del 5%) come un obiettivo terapeutico ragionevole e soddisfacente. Ragionevole perché può essere ottenuto attraverso cambiamenti dello stile di vita senza restrizioni caloriche troppo severe e, quindi, poco tollerabili. Soddisfacente perché si associa, in molti casi, a benefici metabolici e cardiovascolari significativi.

In molti casi, ma non in tutti. Guardiamo i dati con attenzione per vedere anche le ombre, oltre che le luci, di queste piccole riduzioni del peso corporeo. Studi celebri, ad esempio finlandesi e statunitensi, hanno ottenuto il risultato atteso – scongiurare lo sviluppo di un diabete attraverso un cambiamento dello stile di vita e un calo ponderale modesto ma stabile – in più della metà dei casi. È un dato significativo sul piano statistico, un obiettivo desiderabile su quello clinico e una buona opportunità di risparmio per i travagliati bilanci dei servizi sanitari nazionali. Non è irrilevante però la percentuale dei casi in cui l'obiettivo non è stato raggiunto: più del 40%! Allora, è necessario puntare a decrementi di peso maggiori – dell'ordine del 20% – più difficili da raggiungere e meno stabili nel tempo.

*Mangiare meno...*

Ogni obeso ha – o ha avuto – un'alimentazione ipercalorica rispetto ai suoi consumi. E perdere peso impone sempre di istituire un bilancio energetico negativo: mangiare meno di quello che si brucia. La dieta, intesa come controllo ed equilibrio dell'alimentazione, resta un pilastro del trattamento medico del sovrappeso e dell'obesità.

Cinquant'anni di insuccessi ci ricordano però che il disegno di una dieta è un intervento che non sarebbe inesatto definire psicoterapeutico perché è diretto a modificare durevolmente abitudini, tradizioni, stili di vita, processi mentali, equilibri familiari e sociali, cioè fenomeni ed economie di ordine psichico. Prescrivere una dieta senza una valutazione preliminare accurata, senza una preparazione teorica specifica e senza una cornice tecnica adeguata è un atto inutile o dannoso.

Abbiamo ripetuto più volte che l'obesità è una condizione cronica: non si può pensare di risolvere il problema, una volta per tutte, con un periodo definito di dieta ipocalorica ed è improbabile che una persona riesca a rispettare per tutta la vita un regime alimentare fortemente restrittivo. Le diete, poi, sono prescritte da molti operatori con modalità meccaniche, stilando elenchi più o meno fantasiosi di cibi con relative grammature e ricorrendo spesso alla parata tecnologica del computer e di un software di calcolo del potere calorico e della composizione degli alimenti.

L'insuccesso delle diete classiche, a partire dall'elementare bistecca-e-insalata, ha scatenato il mercato. Dall'immaginazione di medici e ciarlatani sono nate infinite soluzioni miracolose, con nomi stravaganti, misteriosi, invitanti: dalla dieta del fantino, a quella del pompelmo, del minestrone, alla dieta zona, alle presunte intolleranze alimentari. Il risultato è sempre lo stesso: si scende di peso (ogni dieta ipocalorica fa perdere peso), poi si comincia a perdere il controllo dell'alimentazione e si risale di peso. Mentre i foglietti vanno ad appesantire il fagotto di prescrizioni analoghe che ogni soggetto obeso riceve, peregrinando da un dietologo all'altro, alla ricerca del Graal, il calice della salvezza definitiva.

Nel tentativo di superare questo problema cruciale, attorno al quale ruota il successo o l'insuccesso di un programma di perdita di peso, oggi viene in genere raccomandata una strategia multidimensionale che prevede l'integrazione di interventi sulle abitudini alimentari, sull'esercizio fisico e sugli aspetti psicosociali. In età pediatrica è indispensabile coinvolgere la famiglia e la scuola.

Tappe dell'intervento dietoterapeutico sono il calcolo del fabbisogno energetico, la ricostruzione delle abitudini alimentari e del modo di mangiare, delle predilezioni e delle avversioni, degli orari dei pasti e delle possibilità di modificarli. È noto il circolo vizioso restrizione-disinibizione (perdita di controllo sull'alimentazione fino all'abbuffata compulsiva) che può essere scatenato da diete fortemente ipocaloriche, specie se ripetute. Colloqui approfonditi e test psicometrici aiutano a riconoscere disturbi del comportamento alimentare e dell'immagine del corpo, sintomi d'ansia e di depressione che aumentano il rischio di avviare processi perversi.

Un primo, semplice intervento è regolare le abitudini alimentari.

L'Italia sta perdendo le sue caratteristiche mediterranee e mima sempre di più lo stile di vita dei paesi anglosassoni. L'orario di lavoro è quasi per tutti continuato. Si salta la prima colazione per pigrizia e non si fa un pranzo adeguato perché non c'è tempo: se va bene, un panino al bar. Si arriva, alla sera, in condizioni di restrizione alimentare, dopo aver represso per molte ore i segnali fisiologici della fame: quindi a rischio elevato di disinibizione. In queste condizioni, senza rendersene conto, non è difficile consumare a cena 3.000 calorie, molto più di quanto basterebbe per un'intera giornata.

La ricostruzione di ritmi adeguati, con una prima colazione ricca di carboidrati – come abbiamo ricordato nei primi capitoli il cervello ha bisogno di glucosio, cioè di carboidrati – mette già le basi per una nutrizione corretta. Continuare, in qualche modo, a mezzogiorno con un pasto leggero (anche solo della pasta o del riso con verdure) consentirà di arrivare alla sera in condizioni metaboliche fisiologiche e, quindi, di consumare una cena moderata.

Si possono ottenere risultati utili anche solo correggendo il ritmo dei pasti e ridistribuendo la quota calorica quotidiana: 20% al mattino e 40% in ciascuno dei due pasti principali.

Un aspetto importante è l'apporto equilibrato delle sostanze indispensabili, macronutrienti (ad esempio proteine) e micronutrienti (ad esempio ferro, vitamine). Per grandi linee, una dieta bilanciata dovrebbe offrire l'apporto calorico previsto attraverso i carboidrati per il 60%, attraverso le proteine per il 20% e per un altro 20% attraverso i grassi. Inoltre, a parità di peso, i grassi hanno un maggior potere calorico: un grammo di grassi vale 9 calorie mentre un grammo di proteine o di carboidrati ne produce meno di 5. Il metodo più efficace è ridurre i condimenti, in particolare gli oli. Un esempio: un piatto di spaghetti al pomodoro, basilico e peperoncino vale 350 calorie circa; la stessa quantità di spaghetti conditi all'amatriciana ne vale 700, il doppio.

Soffermiamoci a riflettere sull'istituzione di consuetudini. Noi italiani siamo insieme grandi produttori e grandi importatori di olio d'oliva e ne siamo i maggiori consumatori al mondo. Ne apprezziamo le qualità gastronomiche e ne esaltiamo – anche troppo – le proprietà benefiche. Siamo convinti che sia sbagliato e comunque impossibile farne a meno. Non dobbiamo dimenticare però che l'olio ha una concentrazione calorica altissima: un cucchiaio corrisponde a più di 100 calorie. E dobbiamo ricordare che si fa una certa fatica a convincere i bambini a consumarlo: loro mangerebbero tranquillamente cibi poco conditi; sono gli adulti che creano abitudini, le quali diventano regole.

Ridurre o, per chi ne è capace, abolire i condimenti, non significa d'altra parte eliminare dalla dieta i grassi – indispensabili all'equilibrio nutrizionale – perché molti cibi, animali o vegetali, hanno grassi propri.

In definitiva, regolare il ritmo dei pasti e limitare i grassi consente spesso di *non-prescrivere-una-dieta*, riducendo i rischi di ricadute. Un regime alimentare diretto a far perdere peso deve essere, in linea di massima, ipolipidico: i grassi hanno un potere saziante minore rispetto a carboidrati e proteine, a parità di calorie. Come ormai tutti sanno, deve essere rilevante invece la quantità giornaliera di verdure e di frutta. Se il contenuto in proteine animali è modesto, come nelle diete vegetariane, gli aminoacidi essenziali dovranno arrivare attraverso cereali e legumi. L'apporto quotidiano di vitamine e minerali può essere seriamente compromesso quando la quota calorica si avvicina alle 1.000 calorie/die; allora diventa necessaria un'appropriata integrazione secondo le raccomandazioni della letteratura. Al calcio, per esempio, non si dà sempre l'importanza dovuta; il fabbisogno quotidiano è elevato, circa un grammo, e aumenta negli anziani. Un semplice suggerimento: non utilizzare acque oligominerali, ma solo minerali. Meglio ancora è bere quella dell'acquedotto. L'acqua, infatti, contiene naturalmente buone quantità di calcio. Deve essere sfatato anche il timore di calcoli renali in relazione al contenuto in calcio dei cibi e dell'acqua. Avviene piuttosto il contrario: nei soggetti a rischio di calcolosi renale si consiglia di aumentare l'introito di calcio con l'alimentazione perché esso forma sali a livello intestinale contrastando l'assorbimento di sostanze che possono precipitare nelle vie urinarie (per esempio ossalati).

Un dimagrimento ottimale, che rispetti l'equilibrio psicobiologico, dovrebbe mantenersi fra 500 e 1.000 g a settimana. Un individuo non completamente sedentario per mantenere il suo peso ha bisogno – a seconda dell'altezza, dell'età e del sesso – di 1.800-2.500 kcal/die. Per diminuire di peso con il ritmo indicato e senza aumentare granché la sua attività fisica dovrà ridurre l'introito calorico giornaliero di 500-1.000 calorie.

Quando le calorie disponibili ogni giorno sono 1.200-1.500, un dietista esperto costruisce facilmente un programma alimentare equilibrato e, insieme, soddisfacente. Al di sotto di questi valori il compito diventa molto più laborioso.

Il problema più importante e più difficile resta, comunque, il mantenimento del calo ponderale nel tempo.

### *... e muoversi di più*

La parola greca *dìaita*, dalla quale deriva quella italiana dieta, a differenza di quest'ultima non si riferiva solo all'alimentazione ma indicava il modo di vivere in generale, le regole dirette a mantenere un buono stato di salute. E insieme al controllo equilibrato dell'alimentazione, l'attività fisica è l'altra componente di uno stile di vita diretto a prevenire e a contrastare il sovrappeso.

Sotto questo profilo molti italiani appaiono troppo pigri. Una recente indagine Istat (2003) ha rilevato nel nostro paese due fenomeni paralleli e contrastanti: il numero di persone che praticano sport in modo regolare, dopo un forte calo nei primi anni Novanta, ha ripreso a crescere; ma è aumentato molto anche il numero degli individui di tutte le età completamente sedentari (da 19,5 milioni nel 1999 a 23 milioni nel 2003). Anche l'indagine sulle attività fisiche condotta dall'Unione Europea nel 2002 concludeva che il 60% degli italiani pratica un'attività fisica insufficiente per la propria salute.

L'inattività fisica è più diffusa nelle regioni meridionali e nelle isole; in Puglia, il 30% dei bambini sono stati giudicati del tutto sedentari.

La grave sedentarietà riduce già da sola l'aspettativa di vita: sovrappeso e inattività fisica sono fattori di rischio indipendenti sia per il diabete di tipo 2 che per le malattie cardiovascolari. Quando si sommano il rischio si moltiplica.

L'Oms ha sviluppato in questi anni una strategia globale su dieta, attività fisica e salute con una serie di indicazioni per i governi e le diverse parti coinvolte. Tra le raccomandazioni ci sono l'aumento del consumo di frutta e verdura, la riduzione della quantità e delle proporzioni di grassi, sale e zucchero, la sostituzione dei grassi animali saturi con quelli vegetali insaturi, e l'attività fisica aerobica (camminata, corsa lenta, nuoto, ciclismo, pattinaggio, danza aerobica) giornaliera. L'attività fisica da inserire in programmi di controllo o di riduzione del peso corporeo deve essere di entità lieve o media, ma soprattutto costante; in caso contrario, nella fase di sospensione, i suoi effetti possono diventare controproducenti.

L'inattività totale è molto pericolosa mentre livelli modesti di movimento sono sufficienti a diminuire i rischi per la salute: basta camminare due ore e mezza a settimana per ottenere vantaggi significativi. Camminare mezz'ora al giorno è utile a chi vuole mantenere il suo peso; un'ora al giorno a chi sta cercando di diminuirlo. Molti clinici suggeriscono l'uso di un contapassi per esser certi di averne percorsi diecimila al giorno, misura raccomandata ad esempio dall'autorevole Center for disease control and prevention di Atlanta.

Camminare. Soffermiamoci sui vantaggi di questo tipo di attività fisica, semplicissima e non imbarazzante, che può essere praticata a tutte le età e non è impedita dal sovrappeso se non in casi estremi. Come tutti gli esercizi fisici moderati e prolungati favorisce il consumo dei grassi piuttosto che degli zuccheri, difende la massa muscolare nel corso di diete ipocaloriche e contrasta la riduzione del metabolismo basale che queste tendono a produrre. L'importanza dell'attività fisica nella cura dell'eccesso ponderale è legata soprattutto ai grandi benefici complessivi di tipo metabolico, cardiorespiratorio e perfino psicologico: per molte persone fare moto migliora il tono dell'umore e il rapporto con se stessi. La spesa energetica diretta è, invece, piuttosto modesta. Per provocare un calo ponderale significativo l'esercizio fisico dovrebbe essere strenuo, prolungato e più o meno giornaliero: caratteristiche poco compatibili con una condizione di obesità.

La tabella 11 mostra la spesa energetica (in kcal) per ora di attività fisica (il valore minimo corrisponde a un peso corporeo di 45 kg, quello massimo a un peso di 90 kg).

Un'attività fisica moderata ma regolare costituisce, dunque, un sicuro fattore protettivo per le malattie cardiovascolari e i

TAB. 11. *Consumo orario di kcal per vari tipi di attività fisica*

| Attività | Spesa energetica kcal/ora |
|---|---|
| Bicicletta 10 km/h | 240-300 |
| Bicicletta 16 km/h | 340-360 |
| Bicicletta 20 km/h | 420-480 |
| Bicicletta 25 km/h | 540-580 |
| Bicicletta 32 km/h | 600-660 |
| Camminare 4,5 km/h | 240-300 |
| Camminare 6 km/h | 300-360 |
| Correre 8 km/h | 420-480 |
| Correre 12 km/h | 600-700 |
| Correre 16 km/h | 800-1.000 |
| Trekking in salita | 500-600 |
| Nuotare lentamente | 350-400 |
| Nuotare velocemente | 500-700 |
| Danza moderata | 230-280 |
| Danza intensa | 300-350 |
| Zappare | 350-400 |
| Pattinaggio moderato | 270-330 |
| Pattinaggio intenso | 480-580 |
| Pallacanestro moderata | 300-360 |
| Pallacanestro intensa | 480-580 |
| Pallavolo moderata | 300-360 |
| Pallavolo intensa | 480-580 |
| Sci da fondo 8 km/h | 520-600 |
| Sci da fondo 14 km/h | 800-1.000 |
| Sci da discesa | 420-480 |
| Calcio | 400-500 |
| Tennis (singolo) | 400-500 |
| Aerobica intensa | 420-480 |
| Canoa vigorosa | 780-960 |

relativi fattori di rischio: diabete, dislipidemie, ipertensione. Le resistenze all'uso di questa risorsa nella prevenzione e nella cura del sovrappeso e dell'obesità e delle patologie correlate dipendono in larga misura dai medici che, finora, ne hanno spesso sottovalutato l'importanza.

Vari studi longitudinali – l'efficacia delle cure dell'obesità si misura sul lungo periodo – hanno dimostrato che solo coloro che hanno saputo vincere la sedentarietà sono stati in grado di mantenere nel tempo la perdita di peso ottenuta con la restrizione calorica. Affidarsi solo a quest'ultima risorsa conduce a risultati effimeri e a ricadute inesorabili.

Modificare il proprio stile di vita è difficile: abitudini inveterate, il tipo di lavoro, l'ambiente urbano e lo stesso eccesso di peso sono tra i fattori che più ostacolano la capacità e la possibilità di muoversi in modo efficace e sistematico. Tuttavia, se si riesce a capire che non sono necessarie prestazioni olimpiche ma bastano cambiamenti modesti, forse diventa possibile ottenere qualche risultato utile. Un esempio banale: avere o non avere il telefono sul proprio tavolo di lavoro e doversi spostare nella stanza accanto per utilizzarlo, vale circa diecimila calorie l'anno. In termini di peso questo significa, più o meno, due chili e mezzo; in dieci anni venticinque chili di peso, in più o in meno. Sorprendente, vero?

Nel trattamento dell'obesità il fattore terapeutico principale – più influente ancora del tipo particolare di regime dietetico o di protocollo di attività fisica – è mantenere a lungo, probabilmente per anni, contatti regolari tra paziente ed équipe curante. In tempi recenti sono state sperimentate, con qualche risultato utile, forme di contatto indiretto, meno onerose e meno dispendiose, attuate attraverso la posta elettronica e i siti web.

Il principio base da tenere a mente è che l'obesità è una condizione cronica e il suo trattamento dura tutta la vita. Questo modello di malattia cronica è ancora più appropriato per i tanti soggetti obesi e diabetici.

A parte alcuni interventi di chirurgia bariatrica e l'aiuto ancora molto limitato dei farmaci, la cura dell'obesità resta fondata su un cambiamento stabile dello stile di vita, cioè su un mutamento di condotte pratiche e di processi mentali.

Le psicoterapie formalizzate d'uso corrente in campo psicologico-psichiatrico non sono però terapie utili all'obesità in sé. Adattamenti specifici che tengano conto insieme della biologia e della psicologia del soggetto obeso sono auspicabili e rappresentano una grande e attuale materia di studio. In questa ricerca è indispensabile tener conto del problema costi-benefici di fronte a una condizione, il sovrappeso-obesità, che colpisce strati così vasti ed eterogenei di popolazione.

Molti degli interventi disegnati e sperimentati negli ultimi vent'anni per aiutare individui affetti da obesità e/o da diabete possono essere descritti come *psicoeducazione a orientamento comportamentale* piuttosto che come vere psicoterapie formalizzate.

I programmi, svolti in genere in gruppo (10-20 pazienti), in cicli di incontri (20-30 incontri di 1-2 ore, settimanali all'inizio poi meno frequenti), perseguono soprattutto due obiettivi: costruire e mantenere la motivazione a cambiare stile di vita. Le tecniche comportamentali e psicoeducative (*educazione terapeutica*) hanno dimostrato una certa utilità nel promuovere perdite di peso pari, in media, al 10% del peso iniziale e una migliore *compliance* alle cure. Un grande problema è stato ed è, però, quello del mantenimento dei risultati nel tempo e, quindi, della prevenzione delle ricadute.

Nei programmi psicoeducativi, inoltre, l'esercizio fisico riceve spesso un'attenzione molto minore rispetto all'alimentazione. Ed è un errore.

*Molecole vecchie e nuove*

Dopo anni di studi e di grandi scoperte sui meccanismi biologici della regolazione del peso corporeo la ricetta medica per i nostri pazienti sovrappeso è ancora: mangiare meno e muoversi di più? Nessun farmaco può essere d'aiuto?

Il farmaco che guarisce l'obesità non esiste. E sembra difficile che possa esser mai prodotto, perché la genesi dell'obesità è multifattoriale e così complessa da rendere improbabile un intervento farmacologico causale risolutivo. Dobbiamo ricordare, però, che anche le cure farmacologiche dell'ipertensione e del diabete sono sintomatiche eppure non sono per questo meno preziose. Una molecola può favorire una riduzione del peso corporeo se influenza l'introito calorico, il dispendio energetico o entrambi.

Anfetamine, fenfluramina, fentermina, dexfenfluramina e molte altre molecole hanno dimostrato rischi elevati non compensati da benefici durevoli: ne è stato proibito per legge l'impiego. Diuretici, lassativi, ormoni tiroidei, gonadotropina corionica, ormone della crescita, antidepressivi, steroidi androgeni, fitofarmaci non possono essere presi in nessuna considerazione da un serio approccio terapeutico all'obesità.

Negli ultimi anni le molecole ammesse in commercio perché hanno superato il vaglio della sperimentazione e dell'esperienza clinica sono state soltanto due: l'orlistat e la sibutramina. Ma altre stanno per entrare sulla scena o sono in fase più o meno avanzata di sperimentazione: ad esempio il rimonabant, antagonista degli endocannabinoidi, sostanze che regolano fra l'altro il bilancio energetico corporeo, influenzano l'assunzione di cibo e il metabolismo di grassi e zuccheri.

L'orlistat è una sostanza che somiglia strutturalmente ai trigliceridi. Si adatta al sito attivo delle lipasi gastrointestinali (gastrica e pancreatica) formando un complesso irreversibile: l'enzima non è più disponibile per la digestione dei trigliceridi, il 30% dei quali non è assorbito e viene eliminato con le feci.

L'inibizione della lipasi avviene nel tratto gastrointestinale; non risultano effetti a livello sistemico. Il dosaggio raccomandato è di 120 mg, ai pasti principali (tre volte al giorno). L'uso dell'orlistat in associazione a una dieta ipocalorica determina una perdita di peso media superiore a quella indotta dal placebo e vicina al 10%. Gli eventi avversi associati all'uso dell'orlistat sono modesti. Il principale è la flatulenza con perdita di feci oleose, tanto più intensa quanto maggiore è il contenuto in grassi della dieta.

La sibutramina è una sostanza che agisce sul sistema nervoso centrale aumentando l'attività di due neurotrasmettitori: serotonina e noradrenalina. Si è rivelata capace di ridurre l'introito alimentare, esaltando il senso di sazietà, e di aumentare il dispendio energetico per incremento della termogenesi. Nell'uomo, la somministrazione di sibutramina comporta una perdita di peso significativamente maggiore rispetto al placebo; ed è maggiore anche il numero di pazienti che ottengono una riduzione del 5-10% del peso corporeo iniziale, mantenuta per almeno un anno. La dose raccomandata è 10 mg/die. Un effetto indesiderato ma in genere non pericoloso è l'aumento della pressione arteriosa sistolica e diastolica (di 5-10 mmHg).

Quando e come usare i farmaci? La raccomandazione di usare i farmaci per l'obesità quando l'Imc è superiore a 30 e solo nel contesto di interventi terapeutici multidimensionali è condivisibile dal momento che l'efficacia del farmaco cessa appena si smette di assumerlo e il rischio di ricaduta è immediato. Sembrano convincenti le argomentazioni di quanti sostengono che l'uso del farmaco dovrebbe essere instaurato dopo un adeguato periodo di educazione terapeutica, per sfruttare il suo aiuto nei momenti di maggiore difficoltà.

### *Chirurgia dell'obesità*

Negli ultimi anni è aumentata vertiginosamente la frequenza degli interventi di chirurgia bariatrica per il trattamento di casi di obesità grave, resistente a tentativi – ripetuti più volte – di cure mediche adeguate.

Varie ricerche hanno dimostrato l'efficacia di questa tecnica quando si rispettano le indicazioni attraverso un'attenta valutazione collegiale, pre- e post-operatoria, effettuata da un'équipe multidisciplinare che comprende chirurgo, anestesista, medico internista, nutrizionista, psichiatra e psicologo clinico. Lo studio svedese *Swedish obese study* (Sos), recente e accurato, ha sottolineato il fatto che la chirurgia bariatrica produce diminuzioni di peso importanti e durature, malgrado un parziale recupero che avviene in genere a qualche anno di distanza dall'intervento e ha segnalato significativi benefici in termini di salute e di qualità della vita. Tuttavia, a tutt'oggi, non abbiamo dati affidabili sulla mortalità a medio-lungo termine.

I risultati sono tanto migliori quanto maggiori sono l'esperienza, la specializzazione e l'organizzazione del centro e quanto più accurati sono i controlli multidimensionali effettuati negli anni successivi all'atto chirurgico. La durata media della degenza è diminuita nel corso degli anni: in Nordamerica è scesa da 4,5 giorni nel 1998 a 3,3 giorni nel 2002. Il tasso di mortalità in ospedale è compreso fra 0,1% e 0,2%; la necessità di nuovi interventi imprevisti per complicanze chirurgiche va dal 6 al 9%; le complicanze polmonari si verificano nel 4-7% dei casi; altre complicanze postoperatorie immediate sono relativamente rare (i dati sono riportati da uno studio dell'Università di Chicago, Department of Surgery, pubblicato su «Jama» nel 2005).

Negli Stati Uniti, dal 1998 al 2003, il numero annuale di interventi di chirurgia dell'obesità si è decuplicato. In molti paesi europei la frequenza è più bassa ma i francesi operati sono già più di 20.000 e il registro della Società italiana di chirurgia dell'obesità Sicob (fondata nel 1995) ha registrato 8.579 interventi da gennaio 1996 a dicembre 2003. La società Inamed health bioenterics, tra il 1998 e il 2003, ha segnalato, sempre in Italia, l'introduzione di 5.500 palloncini intragastrici.

Il 30 agosto 2003, un articolo del «New York Times» intitolato *A boom in surgery to shrink the stomach* segnalava che, negli Stati Uniti, gli interventi di chirurgia bariatrica erano passati in un anno da 80.000 a 120.000. Il costo medio di ogni operazione in America è di 25.000 dollari circa; in Italia il costo per il Sistema sanitario nazionale varia, secondo il tipo d'intervento e la durata della degenza, da circa 5.000 a circa 10.000 euro. Il tasso percentuale d'aumento annuo del numero delle persone con obesità grave supera negli Stati Uniti il 10% e oggi, secondo le indicazioni in vigore, oltre dieci milioni di americani soddisfano le condizioni richieste per sottoporsi a un intervento di chirurgia dell'obesità. Ottimo investimento, dunque, per chirurghi e ospedali. Ma a fronte di questi dati, va considerato il fatto che solo alcune compagnie d'assicurazione riconoscono indennizzi per l'obesità e per il suo trattamento chirurgico mentre l'eccesso ponderale è diffuso soprattutto negli strati sociali più poveri. Inchieste epidemiologiche hanno trovato che negli Stati Uniti si operano di chirurgia bariatrica soprattutto persone provenienti da fasce sociali agiate e dotate di ricche assicurazioni.

Un altro dato interessante: le statistiche americane segnalano da tempo che sono soprattutto le donne a sottoporsi alla chirurgia dell'obesità. La sproporzione tende ad aumentare e la percentuale di donne fra gli operati è salita da 81% nel 1998 a 84% nel 2002. Eppure, il sovrappeso è più pericoloso per la salute degli uomini!

Anche in Italia sono sempre di più le persone che si rivolgono alla chirurgia per risolvere problemi di eccesso ponderale e, anche da noi, le donne rappresentano, più o meno, l'80% dei pazienti operati di chirurgia bariatrica. È vero che lo stigma sociale dell'obesità ha un impatto maggiore sulla qualità della vita delle donne, ma resta il fatto che la chirurgia bariatrica non va confusa con un intervento di tipo estetico. Né è un trattamento miracoloso. Le complicanze precoci e tardive non sono trascurabili e i casi di grave insoddisfazione soggettiva sono tutt'altro che rari.

Dobbiamo ricordare che dopo un'operazione chirurgica bariatrica il paziente non è guarito. Non lo è neanche quando recupera il suo peso ideale, eventualità peraltro infrequente. Gli interventi provocano una diminuzione del peso perché inducono alterazioni importanti dei processi digestivi e nutrizionali oltre al fatto d'impiantare, in alcune tecniche, materiali estranei. In un certo senso curano creando un'altra patologia per la quale si spera, con buoni argomenti, che sia meno pericolosa della prima.

Il problema della chirurgia dell'obesità investe profondamente la politica sanitaria delle nazioni e impone valutazioni economiche ed etiche sempre più accurate che rendano conto dei costi e dei benefici a vari livelli:

– prove d'efficacia e di sicurezza a lungo termine delle varie terapie chirurgiche;

– risultati in termini di miglioramento e di prevenzione della sindrome metabolica e delle altre complicanze mediche dell'obesità;

– risparmio in termini di minor impiego di medicinali, visite mediche, esami di laboratorio e strumentali e ricoveri;

– risparmio in termini di minori assenze dal lavoro e di maggiore produttività;

– vantaggi di tipo psicosociale e, in particolare, miglioramento di indici affidabili di qualità della vita.

Secondo le linee guida proposte nel 2000 da due prestigiose istituzioni scientifiche nordamericane (National heart lung and blood institute, Nhlbi e North american association for the study of obesity, Naaso) la chirurgia è indicata non solo nelle obesità resistenti alle cure mediche di grado III (Imc $\geq$ 40 kg/m$^2$) ma anche in quelle di grado II (Imc > 34,9 e < 40 kg/m$^2$), purché associata a patologie internistiche molto gravi.

La chirurgia dell'obesità comprende procedure dirette a:

– interferire con i processi digestivi (*interventi malassorbitivi*: bypass digiuno-ileale o bilio-intestinale);

– limitare la capacità gastrica (*interventi restrittivi*: gastroplastica verticale e bendaggio gastrico regolabile);

– una combinazione di entrambi (bypass gastrico Roux-en-Y, diversione biliopancreatica e *switch* duodenale).

Le figure 4 e 5 illustrano le due procedure forse attualmente più diffuse: il bendaggio gastrico regolabile e il bypass gastrico Roux-en-Y.

Il bendaggio gastrico regolabile (*adjustable gastric banding*) consiste in un anello gonfiabile posto intorno allo stomaco, subito sotto l'esofago, collegato a un piccolo serbatoio sottocutaneo che permette, nel corso del tempo, di stringerlo o di allargarlo con semplici procedure ambulatoriali.

Il successo, l'insuccesso o la ricaduta sono profondamente legati al regime alimentare e, quindi, a una buona capacità di autodisciplina. L'efficacia del bendaggio può essere annullata dal piluccamento continuo e dall'ingestione di bevande caloriche (alcol in particolare, ma anche latte, bibite dolci, ecc.) o di cibi che si sciolgono facilmente (cioccolato, gelati). Si ritiene in

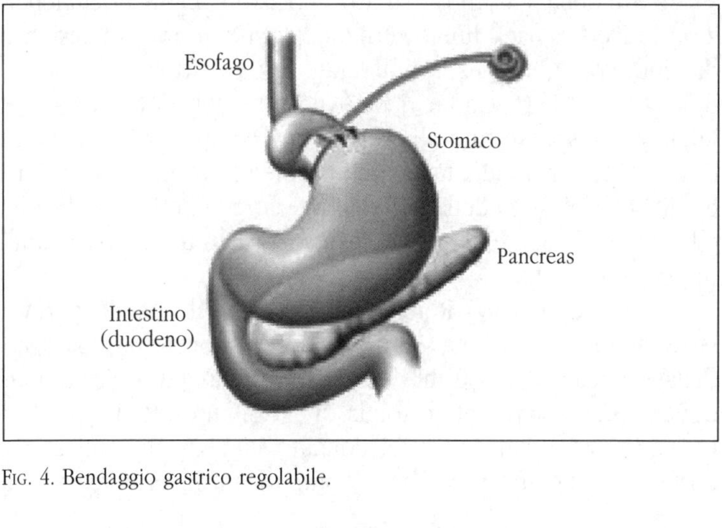


FIG. 4. Bendaggio gastrico regolabile.

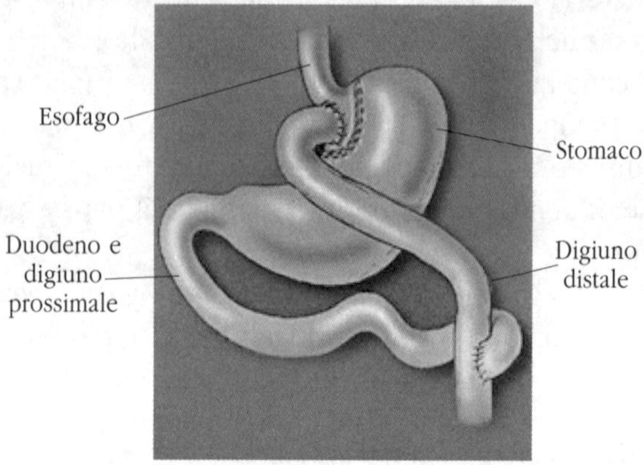


FIG. 5. Bypass gastrico Roux-en-Y.

genere che il bendaggio gastrico regolabile non sia indicato in presenza di *binge eating disorder*, così come l'altro intervento di tipo restrittivo, la gastroplastica verticale.

A giudizio di molti autori il bypass gastrico è l'attuale *gold standard* della chirurgia bariatrica. Ha un'ampia documentazione di efficacia a lungo termine: a cinque anni di distanza dall'intervento, l'eccesso ponderale risulta ridotto, in media, del 60%; a 10 e 14 anni rispettivamente del 55% e del 49%. Migliorano, spesso fino alla remissione completa, il diabete di tipo 2, l'ipertensione arteriosa e i problemi cardiorespiratori. La qualità complessiva della vita sembra trarre benefici significativi e la soddisfazione è in media elevata, soprattutto nei primi anni dopo l'intervento.

Il bypass gastrico Roux-en-Y è praticabile anche per via laparoscopica. Funziona perché riduce lo stomaco a una tasca della capacità di 10-30 ml, ritarda lo svuotamento gastrico attraverso una gastro-enterostomia di 8-10 mm e interferisce con la digestione escludendo dal contatto con gli alimenti antro, duodeno e digiuno prossimale. Sono ancora incerte le prove a sostegno dell'ipotesi di una diminuzione della grelina. Varianti dell'intervento che aumentano la quota malassorbitiva ottengono perdite di peso maggiori e più rapide ma al prezzo di rischi più elevati di malnutrizione.

Nel primo anno dopo l'intervento, è frequente una *dumping syndrome* (nausea, diarrea, stordimento, rossore) dopo ingestione di un pasto liquido ricco di zuccheri.

La mortalità perioperatoria, in serie con molti pazienti ad alto rischio, si aggira intorno all'1,5%. Le complicanze tardive più frequenti sono deficit di vitamina $B_{12}$ e anemia. È di solito necessario l'impiego di integratori polivitaminici (in particolare $B_{12}$) e minerali (soprattutto ferro e calcio). I cali ponderali rapidi e ingenti favoriscono la formazione di calcoli biliari. Nelle grandi obesità, dopo perdite di peso imponenti, si rendono spesso necessari interventi di chirurgia plastica (in particolare di addominoplastica) per le grandi borse di pelle vuota che si creano all'addome, alle braccia, alle cosce. È essenziale la regolarità dei controlli medici catamnestici, anche dopo molti anni dall'intervento, con esami clinici, ematochimici, strumentali e psicologico-psichiatrici.

Per la chirurgia dell'obesità, la valutazione psicologico-psichiatrica preoperatoria rappresenta un momento importante, sempre opportuno e spesso necessario. Gli obiettivi principali sono individuare e valutare predittori psicologici e psicopatologici di esito ed escludere situazioni a rischio di insuccesso o addirittura di peggioramento. Le aree da esplorare comprendono stili alimentari e disturbi dell'alimentazione, disturbi psichiatrici in atto o pregressi, abuso di sostanze, capacità di consenso informato, motivazione all'intervento e risultati attesi. I dati disponibili, spesso contraddittori, non consentono ancora di fissare criteri rigidi e univoci di inclusione/esclusione per i diversi tipi d'intervento e il campo è tra i più aperti a future ricerche.

Gravi disturbi psicopatologici, in atto o in anamnesi, alcolismo, abuso di sostanze, oltre a interferire con la capacità di sottoscrivere un consenso informato valido, possono ostacolare la *compliance* postoperatoria e interferire con la soddisfazione finale.

Gli interventi di chirurgia bariatrica devono essere decisi per ragioni essenzialmente legate alla salute, ai rischi immediati e futuri che una grande obesità comporta. Se sono affrontati solo per risolvere una estrema insoddisfazione del proprio aspetto (*immagine negativa del corpo*) è probabile che gli esiti siano negativi come quelli della chirurgia estetica quando è applicata ai problemi psicopatologici della dismorfofobia.

Delusioni e insoddisfazioni sono frequenti anche quando la decisione di operarsi è sostenuta soprattutto dalla speranza che con un peso diverso tutta la vita cambierà in meglio.

In alcuni casi, ad esempio negli interventi di tipo restrittivo, può essere utile un programma di *counselling* nutrizionale post-operatorio, eventualmente in gruppo. I gruppi possono anche aiutare ad elaborare i cambiamenti psicologici (ad esempio, di immagine del corpo) e relazionali (ad esempio, nei rapporti di coppia) che rapide e imponenti perdite di peso non di rado comportano.

In definitiva, la chirurgia bariatrica è una procedura efficace sul piano della perdita di peso e delle patologie obesità-correlate. Ma, come si è detto, il rischio da valutare, caso per caso, è quello di ottenere questi risultati sostituendo una condizione patologica (obesità) con un'altra (malnutrizione, corpi estranei, alterazioni anatomo-funzionali) talvolta più pericolosa della prima.

# *Per saperne di più*

Uno dei primi testi dedicati esclusivamente all'obesità è stato pubblicato centocinquant'anni fa a Londra (William Banting, *A letter on corpulence, addressed to the public*, London, Harrison, 1869). Negli ultimi decenni siamo stati inondati da migliaia di articoli e volumi, scientifici e antiscientifici, di buona e cattiva divulgazione, dedicati agli eccessi ponderali, alle loro cause e ai rimedi possibili.

Suggeriamo qui di seguito qualche titolo relativo a lavori che riguardano espressamente il sovrappeso e l'obesità o che ci sembrano comunque, per qualche via indiretta, interessanti e pertinenti.

Partiamo da alcune opere specifiche, in italiano, inglese e francese: N. Melchionda (a cura di), *L'obesità: evoluzione della terapia*, Bologna, Pendragon, 1996; C. Maria Rotella, V. Ricca e E. Mannucci (a cura di), *L'obesità*, Firenze, See, 1997; O. Bosello (a cura di), *La terapia farmacologica dell'obesità*, Milano, Kurtis, 2001; O. Bosello e M. Cuzzolaro, *Conoscere e curare l'obesità*, Milano, Kurtis, 2004; O. Bosello (a cura di), *Obesità: un trattato multidimensionale*, Milano, Kurtis, 1998 (2ª edizione in corso di stampa); C. Maffeis (a cura di), *Il bambino obeso e le complicanze*, Firenze, See, 2004; U. Parini e P.E. Nebiolo (a cura di), *Chirurgia dell'obesità*, Quart (Aosta), Musumeci Editore, 2004; T. Wadden e A. Stunkard (a cura di), *Handbook of obesity treatment*, New York, Guilford, 2002; G.A. Bray e C. Bouchard (a cura di), *Handbook of obesity,* New York, Marcel Dekker, 2004; J.

Mitchell e M. de Zwaan (a cura di), *Bariatric surgery. A guide for mental health professionals*, New York, Taylor & Francis, 2005; A. Basdevant e B. Guy-Grand (a cura di), *Médecine de l'obésité*, Paris, Flammarion, 2004.

Sono tutti volumi che seguono un orientamento multidimensionale, bio-psico-sociale. Nel testo francese, per esempio, è molto interessante il capitolo *Les déterminants psychologiques de l'obésité*, scritto da M. Le Barzic.

Restiamo in Francia. Un libro appena pubblicato, molto attento agli aspetti socio-economici, è *Tous obèses* (Paris, Dunod, 2006) scritto da F. Delpeuch e B. Maire, ricercatori nel campo della nutrizione pubblica, in collaborazione con un giornalista scientifico, E. Monnier.

Nella scia di un'opera ormai classica di H. Bruch, *Patologia del comportamento alimentare: obesità, anoressia mentale e personalità*, Milano, Feltrinelli, 1977, sono stati pubblicati di recente diversi libri che affrontano insieme i temi dell'obesità e dei disturbi dell'alimentazione: anoressia nervosa, bulimia nervosa e varianti atipiche.

È ancora raro che psichiatri e psicologi conoscano gli aspetti medici dei disturbi dell'alimentazione e del peso corporeo e sappiano dialogare e collaborare con internisti, dietisti e chirurghi. Ed è altrettanto raro che questi ultimi abbiano sviluppato conoscenze e attitudini complementari. Conoscenze ed esperienze accumulate lavorando con soggetti obesi sono preziose anche per la comprensione e la cura dell'anoressia e della bulimia. E viceversa. Facce opposte, ma di una stessa medaglia.

Nella diagnosi, nel trattamento e nella prevenzione dei disturbi alimentari e dell'obesità è chiamata in causa la stessa squadra di figure professionali. È ovvio che gli accenti saranno di volta in volta diversi in funzione sia della diagnosi clinica che delle caratteristiche del singolo caso o della particolare fase della malattia. Non dobbiamo stupirci se in qualche centro si comincia già a sperimentare la possibilità che lo stesso team tratti casi di anoressia, di bulimia e di obesità.

Potrebbe essere una risposta logica a esigenze di competenza specialistica raffinata e, insieme, di economia nell'uso delle risorse. Indicatori di processo e studi di esito segnaleranno nel tempo la rotta migliore.

C.G. Fairburn e K.D. Brownell hanno curato *Eating disorders and obesity. A comprehensive handbook*, New York, Guilford, 2002, un trattato che in capitoli brevi riassume lo stato delle conoscenze scientifiche nei tre campi dell'anoressia, della bulimia e dell'obesità e nelle loro zone d'intersezione.

K. Thompson, studioso di problemi dell'immagine del corpo, ha curato *Handbook of eating disorders and obesity*, New York, Wiley, 2003; si veda anche D. Goldstein, *The management of eating disorders and obesity*, Totowa, Humana Press, 2005.

In Italia, G. Mangiaracina, M. Pissacroia e C. Pruneti hanno appena completato *I disturbi alimentari e ponderali in medicina, chirurgia e psicologia*, Bologna, Clueb, 2006. È tra i non molti libri italiani costruiti con un metodo di lavoro multidimensionale-multidisciplinare a largo spettro. Parla già nel titolo di medicina, chirurgia e psicologia ed è diretto a un pubblico di lettori eterogeneo.

Tre ottimi volumi dedicati alla scienza dell'alimentazione, alla nutrizione clinica e all'attività fisica sono: A. Mariani Costantini, C. Cannella e G. Tomassi (a cura di), *Fondamenti di nutrizione umana*, Roma, Il Pensiero Scientifico, 1999; P. Binetti, M. Marcelli e R. Baisi (a cura di), *Manuale di nutrizione clinica e scienze dietetiche applicate*, Roma, Società editrice universo, 2006; M. Giampietro (a cura di), *L'alimentazione per l'esercizio fisico e lo sport*, Roma, Il Pensiero Scientifico, 2005.

Per spaziare su altri orizzonti, infine, tre libri recenti a carattere storico-antropologico: K. Müller, *Piccola etnologia del mangiare e del bere*, Bologna, Il Mulino, 2005; P. Scarpi, *Il senso del cibo*, Palermo, Sellerio, 2005; D. Le Breton, *La saveur du monde*, Paris, Éditions Métaillié, 2006.

Varie riviste scientifiche in lingua inglese si occupano di sovrappeso, obesità e patologie correlate. Ne elenchiamo cinque aggiungendo, fra parentesi, il sito web di riferimento: «American Journal of Clinical Nutrition» (www.ajcn.org); «Eating and Weight Disorders: Studies on Anorexia, Bulimia and Obesity» (www.kurtis.it); «International Journal of Obesity» (www.nature.com/ijo/index.html); «Obesity and Metabolism» (www.kurtis.it); «Obesity Research» (www.obesityresearch.org).

I siti web di sei società scientifiche che si occupano di obesità sono i seguenti: Società italiana obesità (www.sio-obesity.org); Società italiana per lo studio dei disturbi del comportamento alimentare (www.disturbialimentazione.it); Società italiana di chirurgia dell'obesità (www.sicob.org); American society for bariatric surgery (www.asbs.org); European association for the study of obesity (www.easoobesity.org); Naaso the obesity society (www.naaso.org). Infine, il sito dell'Inran, Istituto nazionale di ricerca per gli alimenti e la nutrizione (www.inran.it) che offre le tabelle di composizione degli alimenti e altre informazioni utili.

Finito di stampare nel settembre 2006
dalla litosei, via rossini 10, rastignano, bologna
www.litosei.com

# farsi un'**idea**

## *Europa*

L'Unione europea, *di Piero S. Graglia*
L'allargamento dell'Unione europea, *di Enrico Letta*
L'Europa a venticinque, *di Enrico Letta*
Il Parlamento europeo, *di Luciano Bardi e Piero Ignazi*
Il mercato unico europeo, *di Roberto Santaniello*
L'euro, *di Lorenzo Bini Smaghi*
La Banca centrale europea, *di Francesco Papadia e Carlo Santini*

## *Politica e istituzioni*

Lo stato e la politica, *di Paolo Pombeni*
Lo Stato di diritto, *di Roberto Bin*
Il federalismo, *di Sofia Ventura*
Il governo delle democrazie, *di Augusto Barbera e Carlo Fusaro*
La classe politica, *di Gianfranco Pasquino*
I partiti italiani, *di Piero Ignazi*
Donne e politica, *di Giuditta Brunelli*
La Costituzione, *di Valerio Onida*
Il presidente della Repubblica, *di Carlo Fusaro*
Il governo della Repubblica, *di Piero Calandra*
La Corte costituzionale, *di Alfonso Celotto*
La legge finanziaria, *di Luca Verzichelli*
La pubblica amministrazione, *di Marco Cammelli*
Le Regioni, *di Raffaele Bifulco*
Il governo locale, *di Luciano Vandelli*
La burocrazia, *di Guido Melis*
La giustizia in Italia, *di Carlo Guarnieri*
La giustizia amministrativa, *di Guido Corso*
La giustizia penale internazionale, *di Salvatore Zappalà*
La Nato, *di Marco Clementi*

## *Economia*

Il mercato, *di Giuseppe Bertola*
L'economia italiana, *di L. Federico Signorini e Ignazio Visco*
La ricchezza degli italiani, *di Luigi Cannari e Giovanni D'Alessio*
Il debito pubblico, *di Ignazio Musu*
Concorrenza e antitrust, *di Alberto Pera*
Le autorità indipendenti, *di Fabio Merusi e Michele Passaro*
La moneta, *di Andrea Terzi*
La banca, *di Giuseppe Marotta*
Le assicurazioni, *di Giovanni Cucinotta e Laura Nieri*
La Borsa, *di Francesco Cesarini e Paolo Gualtieri*
I fondi comuni di investimento, *di Francesco Cesarini e Paolo Gualtieri*
I fondi pensione, *di Riccardo Cesari*
L'agricoltura in Italia, *di Roberto Fanfani*
L'industria italiana, *di Magda Bianco*
Il commercio in Italia, *di Luca Pellegrini*
Nonprofit, *di Gian Paolo Barbetta e Francesco Maggio*
Il made in Italy, *di Marco Fortis*
Il Fondo monetario internazionale, *di Giuseppe Schlitzer*
Il Wto, *di Antonio Parenti*
La new economy, *di Elena Vaciago e Giacomo Vaciago*
Globalizzazione e sviluppo, *di Federico Bonaglia e Andrea Goldstein*
La cooperazione internazionale allo sviluppo, *di Federico Bonaglia e Vincenzo de Luca*
La cancellazione del debito dei paesi poveri, *di Guido de Blasio e Alberto Dalmazzo*

## *Società*

La popolazione del pianeta, *di Antonio Golini*
Gli immigrati in Italia, *di Asher Colombo e Giuseppe Sciortino*
Le nuove famiglie, *di Anna Laura Zanatta*
L'adozione, *di Luigi Fadiga*
Storia dell'aborto, *di Giulia Galeotti*
La scuola in Italia, *di Marcello Dei*
L'università in Italia, *di Giliberto Capano*
Il rendimento scolastico, *di Giancarlo Gasperoni*
Laurea e lavoro, *di Anna Laura Trombetti e Alberto Stanchi*
Occupati e disoccupati in Italia, *di Emilio Reyneri*
I new global, *di Donatella della Porta*
Gli scout, *di Mario Sica*

Il giornale, *di Paolo Murialdi*
La televisione, *di Enrico Menduni*
La pubblicità, *di Annamaria Testa*
I sondaggi, *di Mauro Barisione e Renato Mannheimer*
Droghe e tossicodipendenza, *di Simonetta Piccone Stella*
Prevenire la criminalità, *di Marzio Barbagli e Uberto Gatti*
Il volontariato, *di Costanzo Ranci*
La sicurezza stradale, *di Rodolfo Lewanski e Chiara Tintori*

## *Religione*

L'induismo, *di Giorgio Renato Franci*
Il buddhismo, *di Giorgio Renato Franci*
Gli ebrei, *di Piero Stefani*
I musulmani, *di Paolo Branca*
Gli ortodossi, *di Enrico Morini*
La Bibbia, *di Piero Stefani*
Il Corano, *di Paolo Branca*
La Kabbalah, *di Giorgio Israel*
Il giubileo, *di Lucetta Scaraffia*
I preti, *di Marcello Offi*
Comunione e liberazione, *di Salvatore Abbruzzese*
New Age, *di Luigi Berzano*
Le sette, *di Enzo Pace*

## *Psicologia*

La mente, *di Paolo Legrenzi*
Creatività e innovazione, *di Paolo Legrenzi*
Il linguaggio, *di Patrizia Tabossi*
La memoria, *di Anna Maria Longoni*
Noi e i numeri, *di Luisa Girelli*
Decidere, *di Rino Rumiati*
Mentire, *di Luigi Anolli*
L'infanzia, *di Luigia Camaioni*
Il bambino va a scuola, *di Guido Petter*
Gli adolescenti, *di Augusto Palmonari*
Invecchiare, *di Renzo Scortegagna*
Attaccamento e amore, *di Grazia Attili*
La felicità, *di Paolo Legrenzi*
L'ottimismo, *di Luigi Anolli*

L'autostima, *di Maria Miceli*
La timidezza, *di Giovanna Axia*
La vergogna, *di Luigi Anolli*
Sentirsi in colpa, *di Paola Di Blasio e Roberta Vitali*
Arrabbiarsi, *di Valentina D'Urso*
La paura, *di Maria Rita Ciceri*
Stereotipi e pregiudizi, *di Bruno M. Mazzara*
Stare in gruppo, *di Giuseppina Speltini*
Il conformismo, *di Angelica Mucchi Faina*
Comunicazione e persuasione, *di Nicoletta Cavazza*
Le buone maniere, *di Valentina D'Urso*
Lo stress, *di Mario Farnè*
L'ansia, *di Mario Farnè*
Disturbi psicosomatici, *di Giancarlo Trombini e Franco Baldoni*
La depressione, *di Giovanni Jervis*
Anoressie e bulimie, *di Massimo Cuzzolaro*
Obesità e sovrappeso, *di Ottavio Bosello e Massimo Cuzzolaro*
Le difficoltà di apprendimento a scuola, *di Cesare Cornoldi*
Bambini disattenti e iperattivi, *di Gian Marco Marzocchi*
La dislessia, *di Giacomo Stella*
L'autismo, *di Luca Surian*
Il ritardo mentale, *di Pietro Pfanner e Mara Marcheschi*
Ragazzi violenti, *di Filippo Muratori*

## *Scienza e ambiente*

La teoria dell'evoluzione, *di Telmo Pievani*
Homo sapiens, *di Giorgio Manzi*
Lo sviluppo sostenibile, *di Alessandro Lanza*
Ricerca & Sviluppo, *di Giorgio Sirilli*
L'energia pulita, *di Pietro Menna*
Il cambiamento climatico, *di Alessandro Lanza*
Le biotecnologie, *di Marcello Buiatti*
La procreazione assistita, *di Carlo Flamigni*
I farmaci, *di Stefano Cagliano e Alessandro Liberati*